希望大家都可以用自知和自律，

点亮我们真正"如糖似蜜"的人生，

一起享受幸福美好的生活

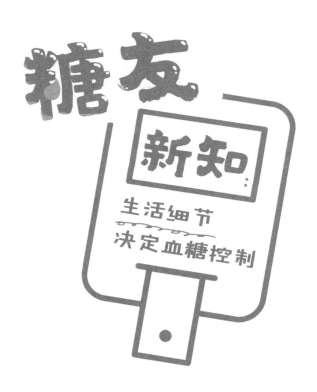

糖友新知

新知：

生活细节
决定血糖控制

人民卫生出版社
·北京·

图书在版编目（CIP）数据

糖友新知：生活细节决定血糖控制 / 赵芳，张明霞主编 . —北京：人民卫生出版社，2023.7

ISBN 978-7-117-34215-5

Ⅰ.①糖… Ⅱ.①赵…②张… Ⅲ.①糖尿病－防治 Ⅳ.①R587.1

中国版本图书馆 CIP 数据核字（2022）第 241812 号

| 人卫智网 | www.ipmph.com | 医学教育、学术、考试、健康、购书智慧智能综合服务平台 |
| 人卫官网 | www.pmph.com | 人卫官方资讯发布平台 |

糖友新知：生活细节决定血糖控制

Tangyou Xinzhi：Shenghuo Xijie Jueding Xuetang Kongzhi

主　　编：赵　芳　张明霞

出版发行：人民卫生出版社（中继线 010-59780011）

地　　址：北京市朝阳区潘家园南里 19 号

邮　　编：100021

E - mail：pmph @ pmph.com

购书热线：010-59787592　010-59787584　010-65264830

印　　刷：北京顶佳世纪印刷有限公司

经　　销：新华书店

开　　本：889×1194　1/32　印张：7

字　　数：182 千字

版　　次：2023 年 7 月第 1 版

印　　次：2023 年 9 月第 1 次印刷

标准书号：ISBN 978-7-117-34215-5

定　　价：59.00 元

打击盗版举报电话：010-59787491　**E-mail：**WQ @ pmph.com

质量问题联系电话：010-59787234　**E-mail：**zhiliang @ pmph.com

数字融合服务电话：4001118166　**E-mail：**zengzhi @ pmph.com

主　编

赵　芳　中日友好医院
张明霞　北京大学人民医院

副主编

莫永珍　南京医科大学附属老年医院
王　群　北京大学第三医院
肖凌凤　山东省济南市中心医院
邢秋玲　天津医科大学朱宪彝纪念医院
袁　丽　四川大学华西医院
周莹霞　上海交通大学医学院附属瑞金医院

编　者
（以姓氏汉语拼音为序）

黄　金　中南大学湘雅二医院
贾　芸　上海交通大学医学院附属仁济医院
李　君　北京大学第一医院
李　蒙　西安交通大学第一附属医院
李　饶　四川大学华西医院
李彩宏　北京清华长庚医院
李阳溪　中日友好医院
林　娟　福建省立医院

刘智平　重庆医科大学附属第一医院
潘红英　浙江大学医学院附属邵逸夫医院
苏　宁　中国中医科学院广安门医院
王美君　天津医科大学朱宪彝纪念医院
王晓云　山西省人民医院
徐　蓉　华中科技大学同济医学院附属同济医院
徐晶晶　南京医科大学第一附属医院
张　宁　南京鼓楼医院
张文慧　北京大学第三医院
赵春艳　上海市东方医院
郑红英　安徽医科大学第一附属医院

编写秘书

张小燕

视频统筹

陈　娟　张小燕　邸圣茜　辛岳斌　于庆君　杨　凯　蒋　露

特别鸣谢

陈　凡

春风十里，不如会生活的你

如果"邂逅"不都是美好，遇见也有"忧思"，该如何是好？

发现它、认知它；除忧虑，会诊断；知其然，然后知其所以然。

提起糖尿病，相信大家并不陌生，在《中国 2 型糖尿病防治指南（2020年版）》中关于中国糖尿病流行病学的数据显示，近 30 多年来，我国居民糖尿病患病率显著增加，2015—2017 年中华医学会内分泌学分会在全国 31 个省（区、市）进行的甲状腺、碘营养状态和糖尿病的流行病学调查显示，我国 18 岁及以上人群糖尿病患病率为 11.2%，目前还在增长，最新发布的我国成年人糖尿病患病率为 12.8%。

面对糖尿病，糖友们的烦恼和问题层出不穷，尽管关于糖尿病的科普知识数不胜数，可仍有很多糖友"不识庐山真面目"，在日常生活、饮食、运动等方面有许多误区，例如认为糖尿病患者一点儿甜的食物都不能吃，还要限制主食的摄入；不能吃水果；注射胰岛素就可以不用控制饮食，想吃什么就吃什么等，这些想法都是不可取的。而且糖尿病患病人群趋于年轻化，不少人认为，得了糖尿病，会对自己的婚恋、职场产生影响，因此产生自卑心理，认为自己不能像正常人一样工作生活，把自己困顿在这样的误区里，惶惶不可终日，反倒是落得个"人比黄花瘦"。

那得了糖尿病到底什么能吃？什么不能吃？什么时候运动？该做什么运动？能不能结婚生子？能不能正常工作？本书中会有答案，希望看过此书的糖友们皆能"柳暗花明又一村"。

本书结合了糖友们最关心的问题，以问答的形式，从饮食、运动、用药、血糖监测、并发症、中医药和心理等方面，为糖友们答疑解惑，在注重科学性的同时又兼具实用性，不只告诉你"做什么"，同时也告诉你"为什么""怎么做"，知其然而后知其所以然。

希望这本书可以帮助糖友们走出误区，为大家的日常生活和工作提供正确方向，当然"纸上得来终觉浅，绝知此事要躬行"，行为结果的改变，正确的认知、积极的信念是前提，更要有付诸实践的毅力，做到知－信－行合一。希望大家都可以用自知和自律，点亮我们真正"如糖似蜜"的人生，一起享受幸福美好的生活。

中日友好医院

赵 芳

饮食篇

运动篇

生活篇

血糖监测篇

用药篇

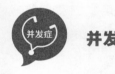 **并发症**

中医药篇

糖尿病的中医养生 181

一 | 饮食篇

俗语说"天大地大，吃饭最大"。这天大的事，要想做好其实很简单——膳食平衡。

对糖尿病患者来说，膳食平衡就是在控制每餐热量的前提下，尽可能摄入种类足够丰富的食物，并培养少食多餐的饮食习惯，保证营养摄入全面，从而更好地控制血糖、血脂，预防和延缓糖尿病并发症的发生和发展。

那么，膳食结构如何算平衡？少餐多食如何界定？合理摄入如何算合理？营养全面怎么做？一览中国居民平衡膳食宝塔图便知。除此之外，该图还说明了进餐顺序和怎样吃会过犹不及，在实操中起到了控糖控脂，预防和延缓并发症的作用。

这就是本章节的编撰初衷：品尝平淡的食物，享受营养均衡带来的健康。

中国居民平衡膳食宝塔(2022)
Chinese Food Guide Pagoda(2022)

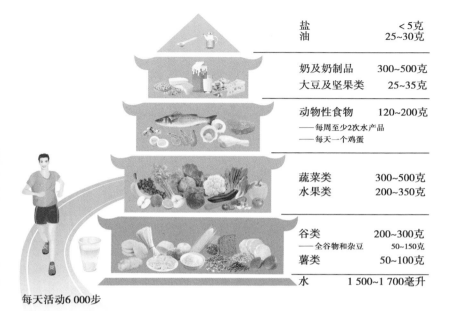

盐	<5克
油	25~30克
奶及奶制品	300~500克
大豆及坚果类	25~35克
动物性食物	120~200克
——每周至少2次水产品	
——每天一个鸡蛋	
蔬菜类	300~500克
水果类	200~350克
谷类	200~300克
——全谷物和杂豆	50~150克
薯类	50~100克
水	1 500~1 700毫升

每天活动6 000步

中国居民平衡膳食宝塔（2022）

注：中国居民平衡膳食宝塔（以下简称"宝塔"）是根据《中国居民膳食指南（2022）》的准则和核心推荐，把平衡膳食原则转化为各类食物的数量和所占比例的图形化表示。

民以食为天，你吃对了吗

如何做到人间有味是"均"欢？第一步就是必须先了解食物中含糖量的学问，然后才能更好地实践。

认知血糖指数（GI）

血糖指数（GI）也称血糖生成指数，是指某种食物升高血糖的效应与标准食品（通常为葡萄糖）升高血糖效应的比值，它通常反映摄入某种食物后，对血糖产生影响的快慢。GI 值越高的食物，进入胃肠道后消化越快，吸收率越高，人体血糖在短时间内攀升得就越快；GI 值低的食物则刚刚相反。**简言之，GI 值越低的食物，对糖友的血糖越友好。**

糖友可参照常见食物血糖生成指数表（见本章末附表 1），结合自身饮食习惯选择喜爱的食物。GI > 70 属于高血糖指数食品；GI 介于 55~70 属于中血糖指数食品；GI < 55 属于低血糖指数食品。

了解膳食纤维

膳食纤维和传统的六类营养素——蛋白质、脂肪、碳水化合物、维生素、矿物质及水并列，被称作人体的第七类营养素，摄取膳食纤维最简单、直接的方法就是多吃蔬菜。

膳食纤维通常分为可溶性膳食纤维和不溶性膳食纤维两大类。可溶性膳食纤维对于降低胆固醇比较有效，多存在于豆类及水果中，例如豆皮、苹果等；不溶性膳食纤维对维护肠道健康功效卓著，多存在于全谷类食物及一些多纤维的蔬菜中，例如麦片、韭菜、莲藕、芹菜、大白菜、空心菜等。

膳食纤维参与了防止人体血糖过高的重要环节，**由于膳食纤维在体内可延缓食物消化时间，减少小肠对糖类的吸收，降低肠内葡萄糖的浓度，从而达到预防餐后高血糖的目的。**

简单 3 步计算出自己 1 天的摄入量

从对血糖影响方面考虑，没有绝对能吃和绝对不能吃的食材，只有吃多少合适和怎样吃合理的问题。例如对于土豆、芋头这种纯淀粉食物来说，血糖指数较高，无论是替代主食还是当蔬菜，都建议少食。而红薯和南瓜因其富含胡萝卜素和纤维素，食用后人体血糖不会在短时间内攀升太快，可适量替代主食。以下举例，以数据换算标准解读替代法则，让更多糖友感受食物美味。

举例：张小月，女，身高 168 厘米，体重 90 千克，35 岁，2 型糖尿病，办公室久坐人群，想要计算每日摄入总量。

中国成人 BMI 自查表

体型判断标准	BMI/ 千克·米$^{-2}$
消瘦	<18.5
正常	18.5~23.9
超重	24~27.9
肥胖	>28

第一步，计算体质量指数（BMI）。根据公式 BMI= 体重（千克）/ 身高（米）的二次方，计算张小月的 BMI=90 千克 /1.68 米 ^{2} ≈ 31.9 千克 · 米 $^{-2}$，属于肥胖（见上表），而她的理想体重（理想体重 = 身高 –105）为 168–105=63 千克。

第二步，判断其能量需求。因张小月属于轻体力劳动者，每天按照（25 千卡 / 千克）× 理想体重给予能量（见下表），即 63 千克 ×25 千卡 / 千克 = 1 575 千卡。

不同体力劳动者能量需求

劳动强度	举例	所需能量 [千卡 /（千克 · 天）]		
		消瘦	正常	超重
卧床	脑卒中、偏瘫	20~25	15~20	15
轻	办公室职员、售货员、教师	35	30	20~25
中	学生、司机、电工、外科医生	40	35	30
重	农民、建筑工人、伐木工人、运动员	45~50	40	35

第三步，按照食物交换份法则计算所需份数。以 90 千卡为一份来算，张小月需要 1 575 千卡 /90 千卡 ≈ 17.5 份，结合张小月的饮食习惯，根据下表，张小月对应第四行，即每日摄入谷薯类 10 份（250 克），蔬菜类 1 份（500 克），肉蛋豆类 3 份（150 克），乳类 1.5 份（250 毫升），油脂类 2 份（20 克）。最后再结合个人饮食习惯，根据所需各类食物的份数组合成合适的食谱。

能量		谷薯类		蔬菜类		肉蛋豆类		乳类		油脂类	
千卡	份	份	克	份	克	份	克	份	毫升	份	克
1 000	11.5	6	150	1	500	2	100	1.5	250	1	10
1 200	14	8	200	1	500	3	100	1.5	250	1.5	15
1 400	16	9	225	1	500	3	150	1.5	250	1.5	15
1 600	17.5	10	250	1	500	3	150	1.5	250	2	20
1 800	20.5	12	300	1	500	4	200	1.5	250	2	20
2 000	23	14	350	1	500	4.5	225	1.5	250	2	20
2 200	24	16	400	1	500	4.5	225	1.5	250	2	20

5 步加减乘除，三餐食谱自然心中有数

巧妙的营养搭配，可以达到血糖与营养"此消彼长"的目的，想要学会自己搭配食谱，需要经过以下 5 个计算步骤。

1. 确定用餐对象全日能量供给量 具体计算方法请查阅前文。

2. 计算三大产能营养素（碳水化合物、脂肪、蛋白质）全日可提供的能量 在人体所需要的 40 多种营养素中，主要产能营养素有 3 大种，分别为碳水化合物、脂肪和蛋白质。《中国居民膳食指南（2022）》中指出，碳水化合物供能占全日能量的 50%~65%，蛋白质占 12%~15%，脂肪占 20%~30%。以糖友张小月为例，她每天需要摄入 1 575 千卡能量，由此可知，碳水化合物供能为787.5~1 023.75 千卡，蛋白质供能为 189~236.25 千卡，脂肪供能为 315~472.5 千卡。

3. 计算产能营养素每日摄入量 1 克碳水化合物可产生 4 千卡的能量，1 克蛋白质也是产生 4 千卡的能量，1 克脂肪可产生 9 千卡的能量。若按最大供能量计算，三大产能营养素对应摄入食物量如下所示。

碳水化合物摄入量：1 023.75 千卡 ÷4 千卡 / 克 ≈ 256 克

蛋白质摄入量：236.25 千卡 ÷4 千卡 / 克 ≈ 59 克

脂肪摄入量：236.25 千卡 ÷9 千卡 / 克 ≈ 26 克

4. 计算产能营养素三餐摄入量 一般推荐的三餐搭配比例是：早餐占全日能量需要量的 30%，午餐占 40%，晚餐占 30%。那么，张小月的三餐主要供能营养素的摄入量应是下面的结果。

【早餐】

碳水化合物：256 克 ×30%＝76.8 克

蛋白质：59 克 ×30% ≈ 18 克

脂肪：26 克 ×30% ≈ 8 克

【午餐】

碳水化合物：256 克 ×40%＝102.4 克

蛋白质：59 克 ×40% ≈ 24 克

脂肪：26 克 ×40% ≈ 10 克

【晚餐】

碳水化合物：256 克 ×30%＝76.8 克

蛋白质：59 克 ×30% ≈ 18 克

脂肪：26 克 ×30% ≈ 8 克

5. 食谱菜品和摄入量的确定 我们在做午餐时，可以采用 100 克大米、鲫鱼约 185 克、生菜约 204 克、6 克植物油、3 克盐以及 10 克其他调味料，再加上一个中等大小的苹果约 150 克。糖友也可以参照各类食等量交换表（见本章末附表 2），结合自身饮食习惯，在同类食品之间选择喜欢和适宜的食物，制定出多样化食谱。

当然，我们在日常生活中较少如此精准计算，还需要综合考虑到用餐对象的饮食习惯、经济条件、身体情况等，一般来说，与推荐的摄入量相比，日常相差在 10% 左右就认为是比较合适的。

那些生活中看似合理的饮食习惯，真的合理吗

大多数糖友认为吃糖不合理，那吃蜂蜜就合理吗

有的糖友认为不能吃糖但是可以吃蜂蜜，之所以有此误区，可能是混淆了糖和蜂蜜之间的关系，误以为食物品名里带"糖"字的才是糖，实际上，**吃蜂蜜形同吃糖**。

要知道，糖类也就是我们常说的碳水化合物，它是自然界中一切生命体维持生命活动所需能量的主要来源，主要包括单糖（如葡萄糖、果糖等）、双糖（如蔗糖、麦芽糖、乳糖等）、多糖（如淀粉、纤维素等）和复合糖。

蜂蜜中 60%~80% 的成分都是单糖，而单糖又是被人体小肠吸收最快的一种，可在短时间内使血糖升高。因此，糖友在食用蜂蜜时也要结合自己的血糖情况，切记不可贪多，抿一抿尝尝滋味便可。

吃被限制的咸味小零食合理吗

其实被限制的是标准以外的钠盐摄入量，限制得非常合理。因为每日超标准的钠盐摄入，会促进淀粉消化和小肠吸收游离葡萄糖，引起血糖、血压、血脂升高。《中国居民膳食指南（2022）》的指导建

议，11 岁以上中国居民每人每天盐分摄入量不超过 5 克（相当于一个啤酒瓶盖稍稍冒尖的量）。所以，在解馋的同时，要做到摄入有止，敬畏有加，才能健康无限。

喝粥等于喝糖水这个说法对吗

当食物形状改变时，其淀粉结构也会改变，直接的影响就是餐后血糖有所不同。**同类食物在摄入量相同的前提下，糊状食物比干状食物的升血糖速度要快**，这是因为同类别但不同形状食物所含碳水化合物的类型和结构越简单，血糖指数越高。当大米烹调成米粥后，许多大分子淀粉水解成糊精或麦芽糖，这两种物质极易在小肠中酶解成葡萄糖（葡萄糖属于单糖，结构最为简单，升血糖速度最快），直接导致血糖在短时间内迅速升高。

因此，建议糖友不要经常喝粥，即使再想喝，也要结合自身血糖情况减量。同时，**多摄入富含膳食纤维的蔬菜以减缓餐后血糖升高速度。**

炒菜时多放一些植物油可以吗

植物油的优点是它富含不饱和脂肪酸，可以促进胆固醇代谢，因此被人们视为健康养生的必备佳品，除了当下受市场青睐的橄榄油之外，还有玉米油、大豆油、花生油等。

但无论是植物油还是动物油，都富含脂肪酸，每 100 克都能产生约 100 千卡的热量。在这个层面上，即使是植物油，吃得太多也会造成热量摄入过多。由于每种植物油富含的营养元素不同，大家倒是可以时常更换食用油种类，以求全面均衡地摄入各种不饱和脂肪酸和其内含有的脂溶性维生素。

多喝牛奶对血糖稳定有益处，这个说法合理吗

有人说，餐前喝牛奶能降低餐后血糖，也有人说，餐前喝牛奶能延缓餐后血糖升高的幅度。其实，牛奶中的碳水化合物含量很少，每100克中仅含有3.4克，对于血糖的影响微乎其微。但是牛奶中含有大量的脂肪与蛋白质，会让人产生明显的饱腹感，从而减少其他食物的摄入，起到延缓餐后血糖升高的作用，但对于乳糖不耐受的糖友来说，则不宜采取此法。

饮食细节，决定血糖控制成败

能让人坚持下来的饮食习惯，从改变用餐顺序开始

以下用餐顺序推荐糖友尝试：**先吃蔬菜，再吃荤菜，最后吃主食。**

这样做有利于保持餐后血糖平稳。刚开始时，可以先给自己定个小目标，比如坚持1周，然后对比之前的血糖变化，再结合自身情况长期坚持。在此期间，最好用日志本记下来每天的食谱和三餐的前后血糖变化，长此以往，糖友可以很好地控制血糖水平和糖化血红蛋白指标。

鼓励饮食中粗细粮搭配，但要适量适度

粗粮包括玉米、高粱、小米、荞麦、燕麦、莜麦、薯类及各种豆类等，虽然富含膳食纤维，但是吃多了也会影响消化，因为过多的纤维素可导致肠道阻塞、脱水等急症。

细粮是加工后的成品粮，一般指面粉、大米等。**虽然细粮口感佳，但经常吃会导致营养过剩**，身体适应能力下降。所以粗粮和细粮的合理搭配非常重要。

《中国居民膳食指南（2022）》建议，成年人每人每天摄入谷类200~300克（其中包含全谷物和杂豆类50~150克，薯类50~100克）。对于糖友来说，粗细粮如何搭配也要因人而异，如合并有胃

病、胃轻瘫、腹泻等疾病，粗粮摄入量则不宜过多，否则容易引起消化不良。对于需要补充蛋白质或其他营养物质的糖友来说，粗粮摄入过多则会影响吸收，反而不利于血糖控制，所以，每日杂粮摄入量占主食的 1/3 为宜。

不同的加餐时间应该选哪些食物

加餐总原则：首选膳食纤维丰富、热量较低的食物，如苹果、玉米、红薯、燕麦片等。

加餐时间为两餐之间时：食物可以选择全麦面包、奶制品或少许坚果。在正餐饭菜的选择上，则可以摄入蔬菜类多一些，因为这些食物在能保证营养摄入的同时，不至于让血糖升得太快。

加餐时间为夜间时：建议优选蛋白质丰富的食物，如低脂牛奶，这样有利于防止夜间低血糖。

低血糖时加餐：选择迅速补充容易被小肠吸收的食物，如葡萄糖方块、蜂蜜、糖果等食物。

怎样才能够安然无恙地吃水果

空腹血糖控制在 7.8mmol/L 以下，餐后血糖控制在 10.0mmol/L 以下可以尝试在两餐之间吃大约 200 克的水果，但同时也要减少下一餐的主食摄入量，换算关系可参照前文。

如果实在想吃别的水果，但血糖管理又不理想，可以结合自身身体素质及场地要求，遵循医生的医嘱进行运动，运动结束后再吃适量中、低血糖指数水果，如柚子、蓝莓、苹果、草莓等。

哪些饮料适合糖友喝

适合糖友的饮料有一个大原则：要么选甜味剂添加量少的，要么直接选没有添加剂的。

推荐饮料有茶水（如绿茶、红茶、普洱茶等）、苏打水，纯黑咖啡等。如果实在想喝气泡水，宜选无糖的。不过，即使这些饮料对血糖影响较小，也不能代替白开水，因为再少量的甜味剂都会产生热量，从而占用一天当中的总热量份额。

如何在家自制酸奶

糖友可尽情享用酸奶的美味，当然最好选择无糖酸奶。因为我们需要兼顾到每日摄取的碳水化合物总量，如果酸奶中糖的占比过大，则不利于糖友控制血糖，如果在家自制无糖酸奶，则更方便。

食材：纯牛奶 250~1 000 毫升，酸奶菌 1 包（牛奶量根据自身情况而定）。

器具：放牛奶的容器（沸水消毒）、酸奶机、搅拌棒。

步骤：将牛奶和酸奶菌放入容器中，充分搅拌，然后盖上盖子放入酸奶机，插上电源后等待 6~8 个小时，做好后放入冰箱冷藏。

注意：容器一定要沸水消毒，以免有杂菌混入影响制作效果。

为什么鼓励大部分糖友摄入豆制品

豆制品和坚果是蛋白质和钙的良好来源，富含必需脂肪酸和必需氨基酸。在每日 1 600~2 400 千卡能量需要量水平下，推荐大豆和坚果摄入量共为 25~35 克（坚果每日 10~15 克为宜，大豆制品 15~20 克）。奶类制品至少 300 克，鱼、禽、肉、蛋摄入量共计 120~200 克。

豆制品主要分为 2 大类，一类是以大豆为纯原料的大豆制品（豆腐、豆浆、豆干），另一类则以其他杂豆为原料的其他豆制品（腐乳等）。《中国居民膳食指南（2022）》明确鼓励人们摄入纯原料制作的豆类食品，它可为我们提供优质植物蛋白、维生素、膳食纤维、黄酮类化合物、豆固醇（豆固醇有降血脂 - 胆固醇的作用）、钙，这些营养物质对于减轻肾小球血管硬化、稳定肾小球滤过率，降低血肌酐和尿素氮有明显益处。

但对于糖尿病肾病患者来说，为减轻肾脏负担，要适当减少蛋白质的摄入量，增加其他种类食物的摄入，以提供全面营养支持。

什么能吃，什么不能吃，这篇告诉你

糖友能饮酒吗

不建议糖友饮酒。

酒精会对人体胰腺、肝脏造成负担，增大低血糖和高血压风险，弊大于利，糖友最好不喝。而且酒精产生的热量还应计算在全日总热能之内。即使喝，也要尽量少喝或者喝低度的。成年男性糖友每周饮酒不要超过 2 次，每次酒精总量不超过 25 克，相当于啤酒 750 毫升或 38 度的白酒 75 毫升；女性不超过 15 克，相当于啤酒 450 毫升或 38 度的白酒 50 毫升。

糖友能喝茶吗

糖友可以喝茶。

茶礼有缘，古已有之，茶叶里面含有丰富的矿物质、酚类等，能提高免疫力，降低血压。不过要切忌浓茶、冷茶、隔夜茶，喝茶最好也要与吃药错开 1 小时，以免影响药效。

糖友能吃瓜子吗

糖友可以少量吃瓜子。瓜子属于坚果类食物，富含矿物质、维生素，但同时也因其富含油脂，食用过多反而导致一天当中热量摄入超标，以至于大多数糖友血糖升高都找不到原因。因此，大家在享受瓜子带来的惬意时，也要减少正餐同等热量的摄入。

糖友控制饮食后出现饥饿感怎么办

控制饮食，无形中会改变大多数人的饮食习惯，从饮食量到进餐时间，从烹饪习惯到进餐次数，从饮食口味到饮食结构。

其中最大的问题莫过于控制饮食后的饥饿感。以下方法可以试试。

心理调节：先给自己设定一个容易达成的周期性小目标，再给自己一个积极的心理暗示，相信自己可以熬过今天，大多数糖友坚持 1 周后都会为自己达成这个小目标而信心满满，后期也更容易坚持下去。

逐步控制：限制太狠，意志力不够坚定的糖友，更容易产生报复性饮食的情况，过后又会陷入自责，形成恶性循环。所以，控制好节奏很重要。

少食多餐：一日三餐可以改为一日四餐，每顿少吃点儿，以免对胰岛素的分泌产生太强的刺激作用。同时减少精细米面的摄入，多增加一些饱腹感较强的主食和蔬菜，如荞麦面、菠菜、白菜等，这样也可以有效缓解饥饿感。

特别要提醒的是，糖友在控制饮食期间，要密切关注自己的血糖，避免发生低血糖。

糖友不小心吃多了怎么办

1. 吃多了后注意勤监测餐后血糖。

2. 适当增加饭后运动，如散步、做家务或练操，每次运动以 30~40 分钟微微出汗为宜，运动后也要勤监测血糖，以免发生低血糖。

3. 对于注射胰岛素的糖友来说，吃多了之后可根据血糖情况适当给予小剂量补针（建议在医生的指导下进行操作），**但不可心存注射胰岛素就可以贪吃的想法，这样反而导致热量增多，增加体重的同时不利于血糖的长期控制。**

糖友赴宴时如何控制过多摄入

1. 赴宴前先在家摄入一些低热量的食物，以免赴宴后摄入过多。

2. 在饭桌上尽量避免饮酒，即使躲不开也要在建议范围内饮酒（每周饮酒不要超过 2 次。男性饮酒每次酒精总量不超过 25 克，相当于啤酒 750 毫升或 38 度的白酒 75 毫升；女性不超过 15 克，相当于啤酒 450 毫升或 38 度的白酒 50 毫升）。

3. 多吃蔬菜、豆制品，少吃肉类和主食。

4. 赴宴后也要做好血糖监测。

糖友吃火锅时如何控制饮食

建议糖友改变进餐顺序，可以先喝汤再吃蔬菜再吃荤菜，最后吃主食，那么在吃火锅时也不例外。

但由于火锅中的锅底、蘸料都富含大量脂肪，即便是清爽的蔬菜，也会随着沸腾的锅底沾上大量油脂。因此，建议糖友尽量选择牛肉或水产品，肉类总的摄入量也要比平时少一些，并以蔬菜代替主食，在饮料的选择上则以白开水为佳。

一定要牢记"先吃蔬菜再涮肉、最后吃主食"的原则。

1. 火锅底料中含有大量脂肪，热量很高，少蘸料。

2. 主食以蔬菜代替为宜。

3. 尽量少吃肉，即使吃，也以牛肉为优选。

4. 按自身情况（如是否对海鲜过敏，是否尿酸高等）及饱腹程度适量摄入虾、鱼、贝壳类海鲜。

5. 最好以白开水代酒或饮料。

患有高血脂的糖友饮食上要注意什么

高血脂的糖友要特别注意低脂饮食，限制脂肪的摄入。

1. 烹饪时，选用植物油。

2. 在肉类选择上，尽量选用富含不饱和脂肪酸的深海鱼肉，以此降低血浆中胆固醇。

3. 减少碳水化合物的摄入量，因为碳水化合物可在肝脏中转化为甘油三酯，使血浆中甘油三酯的浓度增高，增加血管负担。

4. 优先选择粗粮，如荞麦、燕麦、大豆类等，其纤维素含量高，可阻止或减少肠内胆固醇的吸收，降低血脂。

糖友合并高尿酸时该怎么吃

长期血尿酸过高可能导致痛风和结石，伤害关节，给糖友的行动造成严重不便，更会导致心、肾损害。

在饮食上一般建议少食动物内脏和海产品，如猪肝、鱼虾、蛤蜊、生蚝等；高脂饮食和部分豆类（含豆制品）等；此外，要戒烟酒、咖啡。

鼓励糖友多摄入新鲜蔬菜和低 GI 水果，选择性地摄入部分蛋白质，如低脂牛奶、鸡蛋等。

孕妇患有妊娠糖尿病吃什么好

1. 减少摄入血糖指数高的食物，如油条、烙饼、西瓜等。这些食物导致血糖快速升高，影响患者病情的控制和改善，不利于胎儿生长发育。

2. 遵循少量多餐原则，用餐做到定时定量。睡前或加餐时可补充牛奶、鸡蛋、饼干，避免发生低血糖。

3. 必要时遵医嘱使用胰岛素，降低妊娠期风险。

生病的糖友如何调整饮食

生病期间，糖友往往食欲减退，此时要特别注意勤监测血糖，若血糖波动较平常大，应尽早就医，除此之外，还应尽量做到以下几点。

1. 少食多餐，比如将一天的饮食按需分为 5~6 餐，每餐摄入量在控制一天总热量的前提下酌情分配。

2. 如果无法进食普通食物，可改为流质、半流质或软质食物，如果汁、牛奶、米粥、面条、麦片粥等，尽量做到营养摄入全面，热量保持平衡。

3. 生病期间由于呕吐、腹泻会导致体液的流失。因此，一定要注意补充电解质，必要时可饮用 1 500~1 700 毫升的淡盐水。

外出旅行，糖友要做哪些准备

饮食：牢记平衡膳食的原则，计算每天热量摄入值，掌握血糖变化。

证明材料清单：药物处方及证明有糖尿病的资料、所有药物清单及用法用量、急救卡（姓名、电话、病情说明、紧急联系人）。

血糖监测物品：血糖仪全套设备（电池、试纸、采血笔、采血针、酮体检测用品、棉签、酒精消毒棉片）。

预防低血糖物品：速效碳水化合物食品，包括葡萄糖方糖、碳酸饮料或依据个人口味携带不同风味的硬质糖果。

控制血糖药物相关物品：胰岛素、口服降糖药、胰岛素保温包。

90% 的糖友都有过的认知误区

吃馒头比吃米饭更容易升高血糖

米饭和面粉所含的碳水化合物和血糖指数 GI 值相近，对血糖的影响差别不大。

前文提过，影响血糖高低的因素包括食物的加工精细、软烂程度及形状。因此，不要因为一时吃了馒头后，血糖高于米饭，以后就不吃馒头，饮食需要多样化，正确的做法是持续监测血糖，不断摸索最适合自己的食谱。

服用降糖药或注射了胰岛素，糖友就不必控制饮食了

糖尿病综合管理的"五驾马车"包括饮食、运动、药物、血糖监测和糖尿病知识教育 5 方面。

降糖药或胰岛素治疗只是"五驾马车"中的其中之一，目的是控制血糖。而饮食作为"五驾马车"之首，如果"脱缰"，将会对血糖带来无法估量的伤害。且无论是降糖药还是胰岛素，每种药物的作用机制、作用时长都不一样，其用药方案都必须在综合治疗的基础上进行调整。

糖友就要多吃素菜少吃肉

对糖友来说吃菜吃肉都需要，平衡膳食最关键。

前文提到，肉类常被分为白肉和红肉，其中白肉不仅能为我们带来优质蛋白质、维生素和矿物质，而且热量摄入还不至于过高，这些营养元素在素菜中是无法获得的。同样，肉类也无法完全提供我们需要的营养元素。

因此，推荐糖友在遵循饮食治疗的原则上，根据食物交换份去计算自己每天素菜和肉类的摄入量。

糖友可以随意吃无糖食物

不可以。

无糖食物为了补偿口感，制作过程中会添加较多的复合添加剂。尤其对于一些无糖点心来说，会加入较多的油和鸡蛋等，这会让血糖升高之余，增加血脂升高的风险。

因此，无糖食品不可以随意吃，也不建议将此作为代餐。如若要吃，最好选用加工单纯的无糖全麦面包。

糖友发生低血糖时可食用巧克力

不推荐巧克力作为糖友发生低血糖时的首选补糖食品。因为巧克力脂肪含量较高，不易被消化分解。

推荐一些服用 15 克即可快速起效的碳水化合物，如 150 毫升含糖可乐、4 片葡萄糖片、2~4 块方糖、4 小勺白砂糖、3~5 颗硬糖、

200~350 毫升橘子汁（任选 1 种）。

服用 15 分钟后应再次监测血糖情况，若距离下一餐超过 1.5 小时，血糖仍未上升，可以再补充 15 克慢速起效的碳水化合物，如 4 片苏打饼干、30 克面包（约 1 片）、1 个苹果（约 120 克）、12~15 颗葡萄、1 个橙子（任选 1 种）。

一旦确诊糖尿病，就不能吃甜的食物

这个话题与"得糖尿病是不是就是吃糖吃得多"一样，被人们误解极深。

生活中，我们常以甜度来检测含糖量，这是不对的。西瓜吃起来比香蕉甜，但实际上，西瓜属于升糖负荷低的水果，而香蕉则属于升糖负荷高水果；火龙果吃起来不甜，却是中糖水果。

此外，在甜味食物的选择范围内，在水果和甜点中，我们更推荐选择水果。这是因为水果含水量大，单位分量里的可利用碳水化合物并不高，所以升糖负荷较低，而甜点富含油脂和各类甜味剂，产生的热量往往要比水果更高。即使如此，也不可一次性吃太多水果。

糖尿病饮食疗法等于饥饿疗法

糖尿病饮食疗法 ≠ 饥饿疗法。

糖尿病饮食疗法遵循的绝对前提是平衡膳食。每餐要有谷类、蔬菜类、肉类、豆类等食物，要使食物达到多样化，且每日能量摄入不超标。

至于饥饿疗法，则是糖尿病饮食治疗的历史，是在当时的治疗条件下，不得不采取的一种被迫疗法，且已经有大量实践论证此法不可取。

糖友吃主食越少越好

不可取。

很多人确诊糖尿病前，都因减肥而刻意少吃或是不吃主食，时常饥一顿饱一顿，最终导致血糖失控，严重者并发糖尿病酮症酸中毒而入院治疗。这是因为身体缺乏热量来源，为了维持机体所需，不得不分解脂肪和蛋白质来提供能量。脂肪在分解过程中会累积大量酮体，而蛋白质的分解又会引起消瘦和乏力。所以人看似瘦，实际上是营养不良，不仅抵抗力会下降，还容易发生感染。

另外，人体没有碳水化合物作为能量来源还易发生低血糖，而低血糖后又会"触底反弹"，也就是出现反跳性高血糖，从而造成血糖难以控制。

还有些糖友吃主食是很少，但肉、蛋及油脂的摄入一个没落下，甚至因为吃的主食少了，下一餐摄入量更大了，最终吃进去的总热量反而更高了。

为控制血糖，糖友可以少吃一顿主食

不可以。

这样的做法显然是得不偿失的，抱有这种想法的糖友往往会在下一顿补偿自己上一顿的摄入量，这样反而扰乱了血糖平稳。

而且不按时、按量吃饭还存在潜在的低血糖风险。如果把身体比做一根皮筋，时不时地上顿饱下顿饥，就像皮筋不断拉伸，长此以往，身体就会像皮筋失去韧性断裂一样，最终垮掉。

更多糖友饮食细节，扫描二维码观看视频

附表 1　常见食物血糖生成指数表

谷类及制品	GI		
稻麸	19.0	黑米饭	55.0
大麦（整粒煮）	25.0	玉米（甜、煮）	55.0
面条（强化蛋白质、细，煮）	27.0	燕麦麸	55.0
线面条（实心，细）	35.0	荞麦面条	59.3
面条（全麦粉，细）	37.0	小米粥	61.5
小麦（整粒、煮）	41.0	面包（粗面粉）	64.0
黑米粥	42.3	粗麦粉	65.0
面条（白、细、干）	41.0	大米糯米粥	65.3
通心粉（管状、粗）	45.0	大麦粉	66.0
玉米面粥（粗粉）	50.9	荞麦面馒头	66.7
玉米糁粥	51.8	面包（全麦粉）	69.0
荞麦（黄）	54.0	大米粥（普通）	69.4
		糙米饭	70.0

薯类淀粉及制品	GI	豆腐（冻）	22.3
马铃薯粉条	13.6	豆腐干	23.7
粉丝汤（豌豆）	31.6	扁豆（红、小）	26.0
藕粉	32.6	四季豆	27.0
苕粉	34.5	绿豆	27.2
甘薯（山芋）	54.0	扁豆（绿、小）	30.0
马铃薯（蒸）	65.0	利马豆（棉豆）	31.0
马铃薯（煮）	66.4	豆腐（炖）	31.9

豆类及制品	GI	鹰嘴豆	33.0
黄豆（罐头）	14.0	绿豆挂面	33.4
蚕豆（五香）	16.9	青刀豆	39.0
黄豆（浸泡，煮）	18.0	黑豆	42.0
豆奶	19.0	黑豆汤	64.0

蔬菜类	GI	莴笋	<15.0
芦笋	<15.0	生菜	<15.0
菜花	<15.0	青椒	<15.0
绿菜花	<15.0	西红柿	<15.0
芹菜	<15.0	菠菜	<15.0
黄瓜	<15.0	雪魔芋	17.0
茄子	<15.0	西红柿汤	38.0
鲜青豆	<15.0	芋头（蒸）	47.7

乳及乳制品	GI	酸乳酪（低脂）	33.0
低脂奶粉	11.9	酸乳酪（普通）	36.0
全脂牛奶	27.0	老年奶粉	40.8
牛奶	27.6	花生	14.0
脱脂牛奶	32.0		

附表 2 食物等量交换表

附表 2-1 食物交换的四大类（八小类）内容和营养价值

组别	类别	每份重量（克）	热量（千卡）	蛋白质（克）	脂肪（克）	碳水化合物（克）	主要营养素
一、谷薯组	1. 谷薯类	25（1/2 两）	90	2.0	–	20.0	碳水化合物 膳食纤维
二、蔬果组	2. 蔬菜类	500（1 斤）	90	5.0	–	17.0	无机盐 维生素 膳食纤维
	3. 水果类	200（4 两）	90	1.0	–	21.0	
三、肉蛋组	4. 大豆类	25（1/2 两）	90	9.0	4.0	4.0	蛋白质
	5. 奶类	160（3 两）	90	5.0	5.0		
	6. 肉蛋类	50（1 两）	90	5.0	6.0	6.0	
四、油脂组	7. 硬果类	15（1/3 两）	90	4.0	7.0	2.0	脂肪
	8. 油脂类	10（1 汤匙）	90	–	10.0		

附表 2-2 等值谷薯类交换表

食品	重量（克）	食品	重量（克）
大米　小米　糯米　薏米	25	绿豆　红豆　芸豆　干豌豆	25
高粱米　玉米渣	25	干粉条　干莲子	25
面粉　米粉　玉米面	25	油条　油饼　苏打饼干	25
混合面	25	烧饼　烙饼　馒头	35
燕麦片　莜麦片	25	咸面包　窝窝头	35
荞麦面　苦荞面	25	生面条　魔芋生面条	35
各种挂面　龙须面	25	马铃薯	100
通心粉	25	湿粉皮	150
		鲜玉米（1 中个带棒心）	200

附表 2-3　等值蔬果类交换表

食品	重量（克）	食品	重量（克）
大白菜　圆白菜　菠菜　油菜	500	白萝卜　青椒　茭白　冬笋	400
韭菜　茴香　茼蒿	500	倭瓜　南瓜　菜花	350
芹菜　荶菜　莴苣　油菜苔	500	鲜豇豆　扁豆　洋葱　蒜苗	250
西葫芦　西红柿　冬瓜　苦瓜	500	胡萝卜	200
黄瓜　茄子　丝瓜	500	山药　荸荠　藕　凉薯	150
芥蓝菜　瓢儿菜　塌棵菜	500	茨菇　芋头	100
蕹菜　苋菜　龙须菜	500	毛豆　鲜豌豆	70
绿豆菜　鲜蘑　水浸海带	500	百合	50

食品	重量（克）	食品	重量（克）
柿　香蕉　鲜荔枝	150	李子　杏	200
梨　桃　苹果	200	葡萄	200
橘子　橙子　柚子	200	草莓	300
猕猴桃	200	西瓜	500

附表 2-4 等值肉蛋奶类交换表

食品	重量（克）	食品	重量（克）
熟火腿 香肠	20	鸡蛋（1 大个带壳）	60
肥瘦猪肉	25	鸭蛋松花（1 大个带壳）	60
熟叉烧肉（无糖）午餐肉	35	鹌鹑蛋（6 个带壳）	60
熟酱牛肉 熟酱鸭 大肉肠	35	鸡蛋清	150
瘦猪肉 牛肉 羊肉	50	带鱼	80
带骨排骨	50	草鱼 鲤鱼 甲鱼 比目鱼	80
鸭肉 鸡肉	50	大黄鱼 鳝鱼 黑鲢 鲫鱼	80
鹅肉	50	对虾 青虾 鲜贝	80
兔肉	100	蟹肉 水浸鱿鱼	100
鸡蛋粉	15	水浸海参	350

食品	重量（克）	食品	重量（克）
腐竹	20	北豆腐	100
大豆	25	南豆腐（嫩豆腐）	150
大豆粉	25	豆浆（黄豆重量 1 份加水重量 8 份磨浆）	400
豆腐丝 豆腐干	50		
油豆腐	30		

食品	重量（克）	食品	重量（克）
奶粉	20	牛奶	160
脱脂奶粉	25	羊奶	160
奶酪（起司）	25	无糖酸奶	130

附表 2-5 等值油脂类交换表

食品	重量（克）	食品	重量（克）
花生油　香油（1 汤匙）	10	猪油	10
玉米油　菜籽油（1 汤匙）	10	牛油	10
豆油（1 汤匙）	10	羊油	10
红花油（1 汤匙）	10	黄油	10
核桃	15	葵花籽（带壳）	25
杏仁	15	西瓜子（带壳）	40
花生米	15		

二 | **运动篇**

在本章节，糖友会学习到运动带来的裨益、运动锻炼的方法，以及运动常陷入的误区。从运动时长到锻炼强度，从日常健身到专业指导，从心率计算到耗氧量把控，从准备工作到后续调整，本章节都将逐一道来。

在这个全民健身的时代，请糖友带上热情，加入运动的队伍中。

有亮点：知己知彼，有规有矩

坚持运动——细水长流的健康投资

运动，可以提高糖友身体对胰岛素的敏感性，增强胰岛素作用于受体时的"亲和力"，并可以有效增强肌肉对葡萄糖的利用度，降糖作用明显。

规律运动，不仅能减轻糖友的体重，还会改善体内的胰岛素抵抗，有效提高降糖药的疗效，有助血糖控制。运动治疗后，有利于促进血糖达标。

运动总则——糖友牢记的运动要点

安全第一：糖友运动要严格掌握适应证和禁忌证，避免发生因不恰当的运动方式或强度造成的心血管事件（心绞痛发作、猝死等）、代谢紊乱以及骨关节韧带损伤等。

讲究科学和效率。

- ◆ 以有氧运动为主，可适当辅以抗阻训练，且运动间隔时间不宜超过 48 小时。
- ◆ 进行中等强度及以下的运动。
- ◆ 每周至少进行中等强度有氧运动 150 分钟。

◆ 运动时间应在餐后 1~3 小时内为宜，并尽量持之以恒。

量身定制：根据糖友的病程、严重程度、并发症等多种因素制订个体化运动方案。

专业指导：在专业人员指导下进行运动。

管理全面：运动治疗要结合饮食治疗、药物治疗、糖尿病教育和心理治疗、血糖监测及并发症管理同步进行。

运动监测：监测运动前后的血压、心率、血糖，避免运动损伤。

计划调整：根据糖友病情和运动能力的变化，随时调整运动计划，循序由少到多、由轻至重、由简至繁，并遵从适度恢复、周期运动的原则。

有氧运动——运动小白的开局优选

有氧运动是指人体在氧气供应充分的情况下，进行的身体运动形式。即在运动过程中，人体吸入的氧气量与运动消耗的氧气量相等，达到生理上的平衡状态。有氧运动的特点是富韵律、运动持续时间较长（≥ 15 分钟），运动强度在中等或中上范围。

糖友可选择的有氧运动项目，以中低强度、有节奏的节律性运动为好，包括散步、慢跑、游泳、跳绳、骑自行车、爬楼梯等，以及全身肌肉都参与活动的中等强度的有氧体操（如医疗体操、健身操、木兰拳、太极拳）等；还可适当选择娱乐性球类活动，如乒乓球、保龄球、羽毛球等。

抗阻运动——运动健儿的进阶之选

简单来说，抗阻运动就是一种对抗阻力的运动，是指肌肉在克服外界阻力时的主动运动，可以恢复和增强肌肉的力量和耐力。阻力可由他人、自身肢体或器械（如哑铃、沙袋、弹簧、橡皮筋、弹力带等）产生。主要包括俯卧撑、深蹲起、仰卧起坐、卧推、直立提拉、两头起、平板支撑、引体向上、蹲跳、举哑铃、杠铃弯举等。

与有氧运动相比，抗阻运动可以在短时间内增强肌肉的力量、增大肌纤维体积，从而增加肌肉对葡萄糖的摄取，且运动后肌肉对葡萄糖的摄取利用会持续数小时，从而起到控制血糖的作用。

有氧运动为主，抗阻训练为辅，且阻力为轻或中度是 2 型糖尿病糖友的最佳运动方案。运动间隔时间不宜超过 48 小时。抗阻训练建议在没有合并糖尿病严重并发症等禁忌症的情况下进行，鼓励患者每周至少进行 2 次，更为理想的是逐渐增加至每周 3 次抗阻训练。建议抗阻运动的时长每次不超过 15 分钟。推荐间隔 1~2 天的间歇性训练，不宜每天进行。

所有运动锻炼部位要包括上肢、下肢、躯干等主要肌肉群。运动中，目标心率的保持时间必须达到 10~30 分钟（具体应根据运动强度而定）。

运动有尺，轻重有度。有氧运动加抗阻运动的组合，使得运动这把"尺"更加精准到位。

目标心率——伴随运动的最佳心跳

目标心率是指在运动时的理想心率（即每分钟心跳次数），是一种评估人是否处于最佳有氧效率的方法。

1. 和目标心率关联的几个专有名词及计算方法。

◆ 静态心率（RHR）：清晨刚醒来，测量 1 分钟的脉搏数，即为静态心率。

◆ 最大心率（MHR）：220减去年龄，即为最大心率。（此计算公式适用于普通青壮年糖友）

◆ 心率储备（HRR）：最大心率减去静态心率，即为心率储备。

◆ 目标心率（THR）：心率储备 × 训练强度（通常为 60%~80%）+ 静态心率，即为目标心率。

2. 如何计算目标心率，以 40 岁的小丽为例。

◆ 小丽的静态心率（RHR）是 63。

◆ 最大心率（MHR）是 220-40=180。

◆ 心率储备（HRR）是 180-63=117。

◆ 目标心率（THR）的下限是 117×0.6+63=133；目标心率（THR）的上限是 117×0.8+63=157。

小丽最终的目标心率是取目标心率的上限和下限的平均值，即为（133+157）÷2=145。也就是说，小丽在运动中心率保持在每分钟 145 次左右，运动效果最佳。

当然，以上只是一般人通用的目标心率计算公式。糖友不宜过于追求目标心率，达到有效心率即可（有效心率是目标心率的 60%~80% 左右）。也就是说，如果小丽患有糖尿病，她在运动时的最佳心率就不是每分钟 145 次，而是 87~116 次之间（145×0.6=87，145×0.8=116）。

糖友们，学会了吗？算一算您的有效心率吧。

不恰当运动——恰当运动的反面教案

1. 不恰当的运动方式

◆ 动作难度过大或节奏过快。过度使用某块肌肉、动作不正确等，都易导致软组织损伤，包括肌肉拉伤、关节扭伤、软骨损伤、半月板损伤等。

◆ 有膝关节病变，却错误选择了爬楼梯、长时间步行或跑跳动作等，加重了膝关节负担。

◆ 患有高血压的糖友如果选择需要憋气才能完成的动作，如进行几乎超过机体承受能力的举重运动，会使血压突然增高，可能导致脑血管意外事件。

◆ 妊娠的糖友，进行过度的弯腰动作或过多腹部运动，有可能导致早产。

◆ 腰椎、颈椎的过度旋转动作可能导致原有的椎间盘突出症加重，甚至造成脊髓损伤。

2. 不恰当的运动强度

◆ 进行了超过身体耐受能力的过量运动，强度过大可能引起心血管意外。

◆ 伴随增生型糖尿病视网膜病变的糖友进行高强度的运动，可能增加视网膜脱落的风险。

◆ 运动量过大，易致肌肉疲劳增加运动损伤风险。

◆ 运动量过大，可能引起低血糖，尤其是 1 型糖尿病患者出现迟发型低血糖风险。

3. 不恰当的运动时间

◆ 空腹时运动。

◆ 身体疲劳时运动。

◆ 在身体有感染或其他急性病时运动。

4. 不恰当的运动间隔

抗阻运动间隔 1~2 天为宜，如果每天进行，不利于肌肉的恢复。

运动前：车马未动，粮草先行

运动前的"预则立"

1. 在医院做一次全面的检查，了解自己目前的身体状况。

2. 同医生讨论选择最适合的运动方式和运动强度。

3. 准备合脚的运动鞋和棉袜。

4. 选择合适的运动场所，寻找合适的运动伙伴，随身携带糖尿病救助卡。

"保驾先行"的运动"粮草"

服装：尽量穿吸汗的、保暖性好的棉质衣服，能充分吸汗，同时具有良好的透气性，穿着舒适。必要时可根据天气携带外衣，避免运动结束后出汗受凉。

鞋子：合脚、舒适的运动鞋最适宜。要注意鞋的透气性和包裹性，鞋面要宽，鞋底要厚，不要有卡脚的感觉，面料以无粗糙拼接的软皮或布类为佳。运动前最好检查一下鞋子内部，以防有小石子等异物，挤伤皮肤造成外伤，引发感染。

袜子：吸汗、袜口宽松很重要。如果袜口在脚上箍出一圈一圈的痕迹，则为太紧。禁止穿皮鞋、高跟鞋进行运动。

运动前的小甜——巧克力

运动前能否吃巧克力需要根据糖友自身血糖情况来确定。如果测血糖＜5.6mmol/L，可以在运动前 30~60 分钟，适当补充糖水或甜饮料，此时可以进食少量巧克力，避免运动过程中发生低血糖。

运动中：道阻且长，行则将至

如何掌控运动时长

所有运动，都不能单纯靠运动时长来评判运动效果。

2 型糖友开始进行有氧运动时，运动时间最好控制在 10~15 分钟以内。待身体适应后，建议将运动时间延长至每次不低于 30 分钟，以达到推荐的能量消耗标准。因为频率的关系，如果有氧运动超过 60 分钟，反而会增加关节损伤的概率。

运动效果如何评定

无论是酣畅淋漓的痛快，还是意得心满的舒畅，都离不开一个原则——薄汗轻衣透。也就是说，运动健身时的最佳效果是身体微微出汗。

如果出汗过多，身体的毛细血管就易扩张，如果气温较低，凉湿之气就会乘机侵入体内，非常容易使身体受风寒侵蚀而引起感冒发热，从而诱发呼吸道疾病。

2 型糖尿病糖友的最佳运动方案为：有氧耐力训练与间歇抗阻训练相结合，尤其对于血糖控制不良者，运动时效果的评定应以感觉有点用力，心率和呼吸加快但不急促为主。

运动意外——胸口发紧如何救助

运动中突发意外胸口发紧，应该是心脏血供不足的表现，怎么办？

第一步，限制活动，减少身体各部位耗氧。如果是在运动中出现胸口发紧，立刻原地停止运动，做深呼吸，并松开衣领，避免出现呼吸困难等情况。

第二步，变换环境。因为有时候，环境空气中氧气浓度下降也会让人缺氧，可以到通风的窗户边、室外透透气，避免处于密闭空间。

第三步，口服药物治疗。主要是扩张冠状动脉药物，如硝酸甘油片、速效救心丸等药物，能快速缓解心肌缺血症状。如果出现了心前区闷痛，感觉有石头压在胸口，或者觉得喉咙发紧、左肩背部疼痛，可舌下含服硝酸酯类药物。如果症状在 10 分钟以后还没有缓解，一定要前往医院进行救治，很有可能是心肌梗死的表现。

第四步，如果伴有并发症，要做相应处理。如冠心病、心绞痛发作，可先服用硝酸甘油；如血压显著升高，可给予硝苯地平舌下含服；如心率呼吸停止，应立即进行心肺复苏等抢救措施，并立即呼叫救护车送至医疗中心处理。

运动后：知之愈明，行之愈笃

糖友运动后可以马上洗澡吗

不建议糖友运动后立刻洗澡。

糖友运动后立即洗澡，不仅会进一步消耗体力和热量，还易导致低血糖的发生。此外，洗澡往往会继续增加糖友皮肤的血液流量，导致其心脏和大脑供血不足，进而出现头晕眼花，甚至发生虚脱休克的情况。如果救治不及时，还可能会发生低血糖昏迷，甚至出现生命危险。

由此看来，糖友运动后先休息一段时间，适当补充身体丢失的水分，必要时还需要测量一下手指血糖。

糖友如何判断运动效果

运动后，通过自我感受，合理调整运动强度，提升运动经验，找到更适合自己的运动方式，对于糖友来说，无疑是有益的。

运动量不足：运动后无汗，无发热感，脉搏无变化，在 2 分钟内恢复。

运动量适宜：运动后有微汗，轻松愉快，稍感乏力，休息后可恢复，次日体力充沛。

运动量过大：运动后大汗，胸闷气短，血糖波动较大，疲劳感明显。休息后 15 分钟后，脉搏未恢复，次日周身乏力。

糖友如何监测运动后血糖

运动后 30 分钟测量血糖最为宜。

如果运动后立即测量血糖，血糖会偏高。原因是运动后，体内的肾上腺素、去甲肾上腺素等激素分泌增加。以上升糖激素分泌的增多会削弱胰岛素的降糖作用，导致血糖升高，不利于血糖的准确监测。休息 30 分钟后测量血糖，因以上激素已充分代谢，测量数据会更准确。

但部分糖友运动后可能会出现明显饥饿感、出冷汗等低血糖症状，此时需要立即测量血糖，并服用药物。

糖友运动后血糖不降反升怎么办

首先，运动过程是耗能过程，会动员肝糖原和肌糖原分解产生葡萄糖入血以供能，从而造成血糖生理性升高。其次，运动升血糖激素分泌会增多，会导致血糖暂时性升高。因此，运动时尽量避免以下几种情况。

1. 运动强度过大或是运动时间过长　强度过大，运动量过大或短时间内剧烈活动，会刺激机体的应激反应，导致儿茶酚胺等对抗胰岛素作用的激素分泌增多，使血糖升高。

2. 运动后马上测血糖　运动后，体内的激素分泌增加，会削弱胰岛素的降血糖作用，导致血糖升高。

3. 在不合适运动的情况下强行运动　在空腹血糖超过 16.7mmol/L 时运动，会加重胰腺负担，加剧胰岛素缺乏，细胞不能利用血液中的糖来提供能量，会代偿性地分解蛋白质和脂肪来供能，从而让血糖升高，进一步诱发酮症或糖尿病酮症酸中毒。

4. 血糖控制很不稳定时运动　由于胰岛功能损害严重，无论是胰岛素还是胰岛素拮抗激素（如胰高血糖素）都严重缺乏，血糖极不稳定，运动后反而会造成血糖升高。

糖友运动必备知识

计算最佳运动时长要全面

最佳运动时长由 3 部分组成。

1. **运动前** 做 5~10 分钟的准备活动。

2. **运动中** 有效心率的保持时间必须达到 10~30 分钟。

3. **运动后** 至少做 5 分钟的放松活动。

糖友选择不同的运动时长和不同的运动强度，会影响运动量的大小，所以当运动强度较大时，运动持续时间应相应缩短；强度较小时，运动持续时间则适当延长。

对于年龄小、病情轻、体力好的糖友，可采用前一种较大强度、短时间的运动方式；而老年人和肥胖者则采用运动强度较小、持续时间较长的运动方式较为合适。

再次强调，应在餐后 1~2 小时内运动为宜。

监测运动时的血糖要重视

监测血糖的目的，是为了预防由于运动不当而导致低血糖或高血糖。

运动前：运动前测量血糖，可有效预防、评估发生低血糖的风险，如果血糖＜5.6mmol/L，应进食含碳水化合物的食物后再开始运动；如果血糖＞13.9mmol/L，运动前应先休息片刻，因为这是警戒血糖水平。为安全起见，最好检测尿酮体。酮体水平过高意味着体内胰岛素不足，此时强行锻炼会导致糖尿病酮症酸中毒，属于糖尿病的严重并发症。建议等酮体水平下降后再进行锻炼。

运动中：在长时间锻炼过程中，特别是开始一项全新的锻炼或者增加运动强度和延长运动时间的时候，应每隔 30 分钟测量一次血糖。如果出现以下两种情况，应立即停止锻炼：第一种情况是血糖低于3.9mmol/L 时；第二种情况是感觉身体摇晃、精神紧张或恍惚时。

运动后：运动后 2 小时监测血糖，可观察运动降血糖的效果；运动量多的时候睡觉前最好测量血糖，因为血糖有可能会出现延迟的改变。

注射胰岛素的方法要讲究

1. 注射剂量

◆ 运动前 30~60 分钟注射，减少基础胰岛素注射剂量的 50%~75%。

◆ 如果计划餐后 1~3 小时内运动，按医嘱个体化减少餐前胰岛素的注射剂量。糖友若确需临时调整胰岛素方案，须咨询医生后再做调整。

◆ 大强度运动或重体力活动前可减少餐前追加注射剂量的 50%。

◆ 若运动前血糖＜5.6mmol/L，应额外补充碳水化合物；若不能监测血糖，可在运动前补充含碳水化合物的食物，并按医嘱减少胰岛素注射剂量。

2. 注射部位 避免在运动的骨骼肌部位注射胰岛素，因为肢体的活动会导致胰岛素的吸收加快，糖友易发生低血糖，所以运动前注射

胰岛素应选择在腹部注射。

3．携带胰岛素泵 需要携带胰岛素泵的糖友，在进行跆拳道、拳击、摔跤等有身体接触的运动时，或者水下运动，如潜水（水下压力增大）时，建议暂时摘下胰岛素泵。

有氧运动的"方圆"要知晓

1．有氧运动频率 每周 3~7 天为宜，具体视运动量的大小而定。如果每次的运动量较大，可间隔 1~2 天，但不要超过 48 小时；如果每次运动量较小，且身体允许，则每天坚持运动 1 次最为理想。

2．有氧运动时间 每周至少进行中等强度有氧运动（55%~75% 最大心率）150 分钟。

3．有氧运动原则

由少到多原则：2 型糖尿病糖友运动时间控制在每次 10~15 分钟，待身体适应后，再将时间提高到每次至少 30 分钟。

由轻至重原则：在运动的起始阶段，运动强度可以从最大摄氧量的 50% 开始，1 周后增加至 60%，6 周后可逐渐增至最大摄氧量的 70%~80%。

由简至繁原则：制订运动频率要参考运动强度和运动持续时间，同时也要结合自身身体状况。如果运动强度小、持续时间短，可以从一天一次逐步过渡到多次。如果达到了中等强度的运动，而且持续的时间至少 30 分钟，推荐 1 天 1 次，至少每周 ≥ 5 次，并逐步养成习惯。

周期性原则：通常 3~6 个月训练后，糖友会适应这样的运动强度，这时需要重新调整运动方案，制订周期性的训练计划。

运动强度与最大摄氧量、心率的关系

强度	最大摄氧量 /%	代谢当量（MET）	心率 / 次·分⁻¹				
			20~29 岁	30~39 岁	40~49 岁	50~59 岁	60 岁以上
较高	80	10	165	160	150	145	135
	90	8	150	145	140	135	125
中等	60	6.5	135	135	130	125	120
	50	5.5	125	120	115	110	110
较低	40	4.5	110	110	105	100	100
	30	3	100	100	95	90	90

适度恢复原则：应给予适当的休息时间，让机体的功能得以恢复。

运动时的水分补充要掌握

1. 如果计划运动时间 1 小时以上，运动前最好先补水，少量多次为佳 这样可以提高身体的热调节能力，降低运动中的心率，以免发生脱水对人体产生不利影响。

2. 运动后饮水的温度 10℃ ~30℃为宜 运动后，人的体温会短时间上升，如果饮用过冷的水，不但会阻碍身体热量向外散发，引发感冒，也会强烈刺激胃肠道，引起胃肠平滑肌痉挛、血管突然收缩，造成胃肠功能紊乱，导致消化不良。

3. 运动后不宜喝碳酸饮料 因为运动后人体大量出汗，本来就易虚脱，此时再饮用碳酸饮料，电解质易紊乱，出现低钠血症，引起如恶心呕吐、肌肉痉挛、低血压等症状。如果低钠血症持续时间过长，还会导致身体无法活动，严重的还可能出现神志不清等症状。

4. 运动后宜喝 1% 淡盐水来补充身体的水分流失。

糖友外出运动时的准备要全面

身体准备： 糖友须确认血糖处于稳定期，如果合并急性感染或伴有心律失常、心功能不全、严重的糖尿病肾病及视网膜病变和糖尿病酮症酸中毒是不能运动的。

运动时间： 不要在空腹时、使用胰岛素和口服降糖药物发挥最大效应时运动。

衣物准备： 要选择舒适的衣服、鞋子及袜子。要注意鞋的透气性和包裹性，袜子要吸汗、袜口宽松。穿鞋前要特别注意鞋底平整，不能有沙、石之类的异物。

随身物品： 包括手表或计时器，便于掌控时间；计步器，掌握步行运动量；饮用水，补充运动中出汗所丢失的水分；擦汗用手帕或毛巾等。

随身携带食品： 包括巧克力、糖果、饼干等碳水化合物食品及含糖饮料，以备发生低血糖时使用。

救助卡： 卡片上应写上糖友姓名，家人和 / 或好友的联系方式，写清自身的病情。如果出现意外，便于他人采取急救措施并联系家属。

结伴而行： 告知同伴自身情况（糖尿病），及出现意外的救治方式。

结伴运动的好处多

结伴去运动，安全有保障。

提前告知伙伴自身身体状况，低血糖的表现又有哪些，以便发生危险时，能够得到同伴的有效救助。

此外，结伴运动的欢乐也不能小觑，增强运动的趣味性，提高自身的自觉性，相互督促、共享健康。

老年人选择运动的原则——稳

老年人的运动，一定要避免运动量过大、用力过猛，并遵守循序渐进的原则，逐渐增加运动量及运动时长。散步、慢走、打太极拳是适合老年人的运动。

如果有周围神经病或骨性关节炎，则选择非负重的运动方式，如固定自行车、游泳等，或者采用负重的和非负重的交替运动方式。

以下运动相当于步行 1 000 步

◆ 整理床、站立 20 分钟。

◆ 洗碗、熨烫衣物 15 分钟。

◆ 收拾餐桌（走动）、做饭或准备食物 13 分钟。

◆ 手洗衣服 9 分钟。

◆ 扫地、扫院子、拖地板、吸尘 8 分钟。

没错，做家务和做运动的"友好帮衬"确实解决了许多糖友没时间锻炼的难题。

家务劳动属中低强度运动。专家建议，每天累计各种活动，达到相当于 6 000 步的活动量，每周约 40 000 步的活动量较为合适。其中包括日常生活、工作、出行和体育锻炼等各种消耗体力的活动，也就是说，除去体育锻炼，其他的各项活动，都算入 6 000 步内。

虽然家务劳动属于中低强度的运动，但也需达到相应的运动时长才会达到相应的运动效果，不能完全依赖做家务替代运动。

找对方法，这些糖友亦能运动

合并高血压的糖友如何运动

合并高血压的糖友血压控制目标不同于无糖尿病的高血压患者，无糖尿病的高血压患者血压控制目标 ≤ 140/90mmHg，合并高血压糖友的血压控制目标 ≤ 130/80mmHg。

1. 糖友血压 ≥ 180/120mmHg 时属于未被控制的高血压，要列入运动禁忌的范畴。

2. 糖友血压在（130/80）mmHg~（160/100）mmHg 之间时，建议在运动医学或康复医学专业人员的监督下进行放松训练（如太极拳、瑜伽等）及有氧运动（如步行、功率自行车、游泳等）。

3. 糖友血压 ≤ 130/80mmHg 时，运动强度应为低至中等，避免憋气动作或高强度的运动，防止血压过度升高。1 周进行 ≥ 5 天的运动，以每天都进行运动为最佳，运动时间不少于 30 分钟，1 天中的运动时间累加达到 30 分钟亦可。

合并骨折的糖友如何运动

骨折的糖友如果能下地，应指导、搀扶其在室内运动。如果需要卧床，则指导进行深呼吸、扩胸运动、股四头肌等长收缩、踝关节的跖屈背伸活动外，还需抬臀，被动地进行肢体按摩，并根据骨折愈合情况适时进行伤肢关节的功能锻炼。

因伴有糖尿病，指导进行锻炼时不能空腹，以免发生低血糖。运动锻炼时间宜在饭后 1~2 小时内进行，活动量及活动时长逐渐增加，以糖友不感到疲劳为宜。

如外出进行康复训练，须携带糖尿病卡，以便在发生低血糖时能够得到及时救治。此外还要在身边放一些食物或糖果，以备不时之需。如果糖友体质较差，不能选择强度过大的运动，以免对病情产生不利的影响。

长期卧床的糖友如何运动

1. 被动运动　可以先从大关节开始，即肩膀、手肘、手腕、腿部、脚踝，运动时，把握往外伸展在可承受范围内进行多角度旋转的原则，让关节模拟正常运作。这些运动建议每天各做 3 次、每次做 10 个来回。如有余力，也可以照着这样的方式，尝试手指、膝盖等部分的运动，或是试着朝不同方向伸展、旋转。

肩部运动

动作一：将糖友手臂向前上举到头侧，再把手臂放回到身边位置，模拟举手的感觉。

动作二：将糖友上臂举起与肩部垂直，肘部也呈 90°，掌心向下，此时前臂与床面垂直，将前臂向身体后 / 前侧画 1/4 圆，练习肩膀的外转、内转。

肘部运动

动作一：一手握手肘、一手握手腕，将患者手肘慢慢伸直，手掌心朝天花板。

动作二：维持手肘贴床、使肩部与手臂开合呈 90°，手掌心朝前 / 后画圆。

腿部运动

动作一：将脚弯曲到大小腿呈 90°，再将脚伸直。

动作二：保持弯曲的姿势旋转腿部。

2. **主动运动**　充分锻炼下肢肌力。患者仰卧在床上，在家属的配合下绷直一侧的膝关节缓慢抬高，在达到最大限度之后再缓慢放下，周而复始。

合并糖尿病足的糖友如何运动

足部溃疡是糖尿病周围神经病和 / 或外周血管疾病的结局，也是糖友致残的主要原因之一。糖尿病周围神经病变使神经末梢疼痛感觉降低，导致皮肤破溃、感染及夏科氏关节病发生风险增加。若同时合并外周血管病变可导致跛行、下肢溃疡、糖尿病足坏疽等，严重者可导致截肢。

中等强度的步行是一个不错的运动方式。但要注意，选择合适的鞋子，每天步行后检查足部有无损伤。

糖友有任何足部损伤或开放性伤口的情况，仅限做无负重运动。可以考虑进行上肢等长收缩训练或上肢渐进抗阻训练，增加骨骼肌数量，改善骨骼肌质量，提高胰岛素敏感性。

伴有蛋白尿的糖友如何运动

应酌情运动。微量蛋白尿的出现本身并不是运动受限的指征，适当运动对降低尿微量白蛋白有积极作用。建议有肾脏病变的糖友在专业人员的监督下运动，且尽可能监测心血管病、异常心率和血压反应。

糖友运动时也应从低强度、低运动量开始，以中、低强度运动为主，避免憋气动作或高强度的运动，注意监测血压，定期尿检，关注肾功能、电解质和酸碱平衡。

合并视网膜病变的糖友如何运动

建议有增殖型糖尿病视网膜病变、增殖前期视网膜病变、黄斑变性的糖友，先进行细致的眼科筛查，再在专业人员的监督下进行运动。

◆ 骑自行车、游泳、散步、快走或室内简单器械，如弹力带、原地摆步走等，都是不错的选择。

◆ 避免头部低于腰部水平的运动，如立位体前屈等，会使血液集中流向头部，造成眼压升高。

◆ 不推荐举重。

◆ 切忌潜水。

◆ 伴有增殖型糖尿病视网膜病变（PDR）或严重非增殖型糖尿病视网膜病变（NPDR）时，因为存在玻璃体积血和视网膜脱落的风险，故忌做高强度有氧运动或抗阻训练。

◆ 如已经发生视力减退，尚未采取矫正视力措施的，应尽量避免户外运动，以免因为不熟悉环境，看不清导致受伤。

糖友怀孕时如何运动

1. 与产科医师共同制订运动方案。

2. 加强围产期的医学监护。

3. 没有医学禁忌证的妊娠期糖友，建议每天做 30 分钟以上的适度有氧运动。运动形式以步行、固定自行车、低强度有氧运动以及游泳为主。运动时心率不超过 140 次 / 分。

4. 如有以下情况不能运动：早产、胎膜早破、宫颈闭锁症、妊娠中 / 晚期持续的出血、宫内发育迟缓、妊娠超过 26 周的前置胎盘、妊娠高血压。

5. 有下列征象时应禁止运动并就医：阴道出血、晕厥、胎儿活动减少、全身水肿、腰痛。

6. 记录运动时的心率、胎动、血糖、尿酮体以及其他任何感觉到的异常症状、体征。

儿童糖友如何运动

儿童糖友病情稳定后，可以参加学校的各项体育活动，如羽毛球、乒乓球、骑车、跑步、踢足球、跳皮筋、踢毽子、跳绳等。但运动时需注意以下几点。

1. 由于运动时的肢体血流加速，胰岛素吸收增快，因而注射胰岛素的患儿可将注射部位改为腹部。

2. 选择合适的服装和鞋袜，最好选纯棉制品，运动后注意清洁卫生。

3. 如可能，父母可与小朋友一起参加运动，提高兴致，增进感情。

4. 避免低血糖的发生，适时补充水和食物。

5. 已有视网膜并发症的患儿，不宜做剧烈运动。

要避免这些运动误区

户外运动优于室内运动

室内运动和户外运动效果是一样的。

不同的运动方式，对糖友运动前后的血糖及血糖差值未见显著性差异，也就是说，运动方式并不是糖友控制血糖的决定因素。不同的运动方式只要能量消耗相等，运动降低血糖的效果就是一样的。

因此，由于天冷而只能选择室内运动的糖友，也不必忧虑。游泳、球类活动（乒乓球、保龄球等）以及全身肌肉都参与活动的中等强度的有氧体操（医疗体操、健身操、木兰拳、太极拳）等运动项目，都是不错的选择。

血糖数值高就要高强度运动

患者"运动越剧烈，血糖降低速度就越快"的想法是错误的。

过于剧烈运动会让人体的代谢处于一个旺盛的状态，会对人体造成刺激，继而导致部分生理功能出现紊乱，对血糖的控制反而起不到任何的效果。

对于血糖不稳定的糖友，剧烈运动还会让胰高血糖素升高，血糖很可能会不断攀升。

所以说血糖高的人要学会合理运动，才能让血糖"乖乖听话"。

运动降糖就必须去健身房

运动方式及场地并不是糖友控制血糖的决定因素，但要评估场地是否宽敞、平坦、明亮。

只要能量消耗相等，运动降低血糖的效果就是一样的。无论是在操场、运动场里走路、跑步，还是在小区及公园的健身器上健身、锻炼，保持相应有效心率达到10~30分钟，都可以达到降低血糖的目的，其中不包括运动前5~10分钟的准备活动及运动后至少5分钟的放松活动。

规律运动8周以上，2型糖尿病糖友的糖化血红蛋白（HbA1c）可降低0.66%。运动开始的5~10分钟，达不到降血糖的目的，运动时间20~30分钟，降血糖的作用最佳。

运动强度较低的运动，能量代谢以利用脂肪为主；运动强度中等的运动，则有明显的降低血糖的作用。肥胖的糖友运动时以较低的运动强度为好，以利于体内脂肪的利用和消耗。

携带动态血糖监测仪的糖友不能运动和洗澡

携带动态血糖监测仪的糖友可以正常运动和洗澡，但需要注意几点。

1. 运动时，注意保护监测仪探头处，以免发生磕碰。注意观察粘贴处的完整性，以免探头脱落损坏，导致无法正常收集数据。

2. 如果游泳、潜水潜到 1 米以下，要特别关注，很有可能由于水压增加影响传感器提取数据，造成数据提取不准确或丢失的情况。

3. 洗澡时，正常淋浴不受影响，但泡澡时间不能超过 30 分钟，以免外面的粘胶脱落，影响数据的提取。

跳广场舞后糖友的血糖一定会降低

跳广场舞后糖友的血糖不一定会降低。

不建议糖友频繁地跳广场舞，原因是当人处在噪声环境中时，血脂、血糖水平都会增高。广场舞的音乐音量高和节奏强，血糖会随着音乐的强弱出现异常。

但运动是降血糖的天然手段。不论是业余时间的休闲运动，还是规律的日常运动，均能显著降低糖尿病的发病率，跳舞也不例外，在跳舞时候要注意以下几点。

运动总时间不超过 60 分钟，并合理分配：做 5~10 分钟热身运动，比如简单的肌肉和韧带拉伸；跳舞时间 40 分钟为宜（冬季应适当缩短为 10 分钟左右）；结束后再慢走 10 分钟，避免头晕、恶心甚至虚脱等不适症状。

选择适合自己的动作：跳舞过程中应避免大幅度扭颈、转腰、转腿、下腰等动作，以防跌倒，发生关节、肌肉损伤，甚至骨折。同时也应避免大幅度跳跃、跺脚等动作，避免给足部产生过大压力，或是加重已有的溃疡创面。

跳舞时尽量穿吸汗的棉质衣服：气温不是很高时最好带件外套，以防出汗后着凉。并选择鞋底柔软且合脚的气垫鞋、运动鞋，不要穿皮鞋、高跟鞋、鞋底硬的休闲鞋或平底布鞋，以防足部受伤。

更多糖友运动知识，扫描二维码观看视频

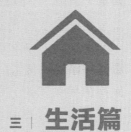

三 | **生活篇**

如果"邂逅"不都是美好，遇见也有"忧思"，如何是好？

发现它、认知它；除忧虑，会判断；知其然，然后知其所以然。

看似平淡的日常生活，普通的朝九晚五，只要多留意，掌握更多糖尿病的相关知识，提高自我护理认知，便可消除身心忧虑；结交三五好友，打开心结，敞开心扉；用自知和自律，点亮我们真正"如糖似蜜"的人生。

遇见——知人者智，自知者明

哪些人更易被糖尿病"盯上"

糖尿病是一种由遗传、环境等因素共同长期作用所致的一种慢性代谢性疾病，多见于存在某些高危因素的人群，如：

- ◆ 年龄 ≥ 40 岁人群。
- ◆ 有糖尿病家族史人群。
- ◆ 超重或肥胖人群。
- ◆ 曾患妊娠糖尿病的女性。
- ◆ 娩出过巨大儿的女性。
- ◆ 有多囊卵巢综合征病史的女性。
- ◆ 患有高血压、高血脂的人群。

对于以上高危人群，健康的生活方式对于预防糖尿病至关重要。同时，定期检测血糖有助于早期发现血糖异常，及时进行干预及治疗。

不拘一格的自我诊断有效吗

对自身的了解，就是最好的预防。

糖尿病的典型症状为"**三多一少**"，即**多尿、多饮、多食、体重下降**。

多尿：体内的血糖过高，导致渗透性利尿，一天的尿量、小便次数均有增多。

多饮：水分丢失过多出现口渴、多饮。

多食、体重下降：血糖虽高，但不能被机体利用，因此表现为与同龄、同性别以及同劳动力强度者相比，饭量增加，但体重反而下降，同时感到体力不足，容易疲劳。

如有上述典型症状一定要引起重视，及时就医，进行糖尿病筛查。

还有一些因血糖升高而导致的症状，也要引起重视，如不明原因的双眼视力减退、尿中泡沫增多或尿液有黏性、皮肤瘙痒、反复生痈长疮、皮肤损伤或手术后伤口久治难愈、男性不明原因性功能减退等。如果同时合并脑卒中、高血压、冠心病，就更须警惕了。

体检筛查有用吗

规律的体检很重要，因为在血糖异常的早期，大多数人并无明显症状及不适，如果在体检中发现血糖异常，一定及时就医。

何为血糖异常？

空腹血糖的正常范围为 3.9~6.1mmol/L。如果在体检前，按要求保持了空腹 8~12 小时后，体检结果显示血糖超出了正常空腹血糖范围（＞6.1mmol/L），且餐后 2 小时血糖大于 7.8mmol/L，随机血糖大于 11.1mmol/L，即为血糖异常。须尽快到医院内分泌科就诊，让专科医生帮您明确血糖升高的原因。

血糖异常的意外，都在体检的意料之中。

不明原因的口渴难耐是何因

口渴是人体对水分不足的正常反应。

正常情况下，成人每日水分摄入和排出是保持平衡的，如果人体丢失水分过多，则会产生口渴的感觉，由此可见口渴是人体水分不足的生理性反应。

正常成人每日的水分需要量约 2 000~2 500ml 左右，包括食物中的水分及饮用的水及饮料等，其中每日饮水量大约 1 000~1 500ml。如果长时间水摄入不足或由于运动、发热、呕吐等原因造成丢失过多，机体均会出现口渴的感觉。

如果身体出现不明原因的口渴、尿量增多，又存在糖尿病的高危因素，则需警惕糖尿病的发生。当血糖升高，葡萄糖不能得到机体的有效利用，造成尿液中葡萄糖显著升高，尿渗透压增高导致渗透性利尿，通过尿液排出葡萄糖的同时排出大量水分而出现小便量和次数增多，并出现口渴的症状。

此外，尿崩症、甲状腺功能亢进、头颅外伤等患者也可出现烦渴，而肿瘤、消化系统疾病、其他一些慢性疾病等也会引起饮水量的改变，需进一步相关检查，明确机体引起口渴的原因，切忌自行随意服用药物。

当出现不明原因的口渴、多饮时，应及时到医院听取专科医生的建议，完善相关检查，早日明确原因。

糖友的甜蜜婚姻有何忧

步入婚姻殿堂的糖友们，有没有那么一瞬间的忧思呢？

因为糖尿病具有一定的遗传倾向，如果夫妻双方均为糖友，其后代发生糖尿病的风险则会更高。而通过积极的生活方式干预（少吃、多动、控制体重等），可以很大程度地降低后代发生糖尿病的风险。

婚期最好选在病情控制稳定时，结婚前后及备孕期间不要过于劳累，情绪不宜过分激动。

思虑——智者长思，且思且行

糖尿病是不治之症吗

糖尿病不是不治之症。

目前现有的医学手段还不能根治它，但糖尿病是**可治、可控、可防**的。

糖尿病是由于机体胰岛素分泌绝对或相对不足，引起血糖异常升高的一种代谢性疾病，是由遗传因素和环境因素共同作用的结果。健康的生活方式，是糖尿病管理有效的方法之一。而随着医学技术的发展，现有的糖尿病治疗及监测手段，可以有效保护机体残存的胰岛功能，起到降低血糖、避免或延缓糖尿病并发症出现的作用。因此，糖尿病和高血压等其他慢性疾病一样，需要终身的综合管理和治疗。

糖友可以生活如常人吗

糖友在血糖控制良好，没有并发症的情况下，完全可以像正常人一样生活。目前，糖尿病虽然还没有根治方法，可以通过现有治疗手段及健康的生活方式进行有效管理。因此，患了糖尿病，不要悲观，应积极面对。

首先，健康的饮食和运动是糖尿病自我管理的基础。医生会根据患者的血糖水平、并发症的情况选择合适的治疗方案，必要时需注射胰岛素。

糖尿病管理的关键在于早发现、早治疗，糖友的血糖、血压、血脂、体重管理达标，可以有效延缓或阻止糖尿病相关并发症的发生和发展。常见的并发症包括视网膜病变、肾脏病变、周围神经病变、心脑血管病变等。

总之，糖尿病起病隐匿，大多数人在短期的高血糖状态下没有临床表现，千万不要因此而忽略糖尿病的综合管理。

在专业医护人员的帮助和指导下，将糖尿病管理好，完全可以和正常人一样享受美好生活。

糖友需要终身用药吗

不一定。

因为糖尿病的治疗，不仅仅是单纯的用药，而是"五驾马车"的综合性管理。

"五驾马车"包括饮食、运动、药物、血糖监测和糖尿病知识教育 5 方面。

其中，以饮食和运动为核心的生活方式干预是糖尿病管理的基础。通过生活方式干预糖尿病管理达到控制目标，无需进行药物治疗，反之，则需要应用降糖药物。

但是，1 型糖尿病患者是个例外。因为 1 型糖尿病患者体内的胰岛素几乎完全缺失，必须依赖外源性的胰岛素补充才能维持血糖平稳。因此，大多数 1 型糖尿病患者在确诊后即需要胰岛素治疗并维持终身。

糖尿病会遗传吗

糖尿病的发病不完全取决于遗传。因为糖尿病是由环境因素、遗传因素共同作用所致的一种疾病。

常见的 2 型糖尿病具有遗传易感性，但不是真正的遗传病。2 型糖尿病患者，即使父母有糖尿病，如果坚持良好的生活习惯、采取健康的饮食方式、保持积极的精神状态，也能够极大地降低患糖尿病的风险。

虽然一些相对少见的特殊类型糖尿病往往与遗传基因相关，但健康的生活方式确实可以降低患糖尿病的风险，不如择其善者而从之。

糖友可以结婚吗

糖友选择婚姻，可以大胆抛开顾虑。

1. 选择婚姻是我国公民的权利，婚姻中规定不允许结婚的疾病并未包括糖尿病。无论是患哪种类型糖尿病的糖友，都有结婚的权利。

2. 糖尿病虽然具有遗传倾向性，其子女患病概率比非糖尿病患者的子女要偏高，但这只是一种遗传易感性，不属于被限制结婚生育的疾病。

3. 糖友平时只要管理好用药、运动及饮食等方面，将血糖水平控制在合理范围内，可以正常地生活包括结婚。

糖尿病会影响性生活吗

如果血糖较高，会对性功能产生一定影响。

因为血糖升高，可对生殖系统产生损害，引起性功能障碍以及生殖能力降低等。如男性糖友可产生勃起功能障碍，女性糖友也会因血糖过高导致妇科疾病而影响性欲。

但这些仅会在一定程度上减弱糖友的性功能，并不会使性功能完全丧失。因此，加强自我管理，遵循个性化饮食、运动及药物治疗方案，调整不良情绪，提高心理适应力很重要。

糖友能怀孕生子吗

在血糖控制良好的前提下，且无严重心、脑、眼、肾及其他并发症，糖友是可以正常怀孕生子的。

1. 在计划妊娠前到医院进行综合评估，经内分泌科和产科医生全面评估后选择合适的受孕时间。

2. 在血糖控制不佳的情况下不宜怀孕，因为血糖控制不佳，更易发生流产、早产、胎儿发育不良、死胎等情况，不仅影响胎儿，还会对糖友健康造成危害，加重自身病情。

3. 体重超标者需要在孕前减轻体重，控制血糖使之达标。建议应用胰岛素治疗的糖友 HbA1c < 7.0%，其他方式治疗的糖友 HbA1c < 6.5% 时再怀孕。

糖友能使用暖宝宝吗

可以，但要防止低温烫伤。

因为糖友神经末梢感觉较为迟钝，对温度不敏感，被暖宝宝低温烫伤的风险高于常人。

低温烫伤是指皮肤长时间接触高于体温的低热物体而造成的烫伤。被低温烫伤的人，一般是晚上睡觉不易苏醒或感觉迟钝的人，以致烫伤还不自知。一旦烫伤以下两步处理烫伤较为稳妥。

第一步，烫伤处用湿冷毛巾冷敷，或凉水冲，以达到降温的目的。

第二步，及时就医，千万不要用酱油或是牙膏等偏方涂抹烫伤处，容易引发感染。因为低温烫伤会伤及肌肤的深部，不仅增加治疗时间，治疗方法也较为麻烦，尤其是创面深且严重的低温烫伤，通过局部换药的方法很难治愈，须做手术把坏死组织切除。

所以使用暖宝宝时，应该注意以下几点。

1. 使用时间不宜过长。

2. 使用时尽量用毛巾、衣物等包裹隔离，暖宝宝不可直接与皮肤贴合。

3. 不要太过于相信自己的感觉，因为糖友神经末梢感觉的迟钝，对温度的不敏感，会造成烫伤而不自知。

糖友可以泡脚吗

可以，但泡脚水温有要求，最好用低于 37℃ 的温水泡脚，且时间不超过 10 分钟。

因为如果糖友合并周围血管病变，会导致末梢血液循环障碍，使热聚在足部不易疏散；此外，合并周围神经病变的糖友，对温度不敏感，热反射减弱，难以准确地试出水温，足部触及烫水不能及时撤离，极易被烫出水疱，甚至感染引发糖尿病足。

治疗——不畏浮云遮望眼

怎样合理安排就诊时间及频率

作为一种慢性疾病，确诊糖尿病后，除了自我健康管理外，须定期到门诊就诊，让专业的医护人员对您的病情进行专业的评估。

如果血糖控制良好，通常每 6 个月就诊 1 次即可。如果血糖控制不佳或者需要调整治疗方案，则按照前一次就诊时的医嘱，选择下次的就诊时间。如果出现不明原因的血糖波动或不适，随时就诊。

第一次就诊的注意事项有哪些

如果近期感觉瘦了很多、喝水很多，每天口干、口渴，尿液也黏黏的，就要去医院排查是否得了糖尿病，那么第一次就诊该做哪些准备呢？

选择上午空腹就诊：即就诊时间需要与前一天最后一次进餐间隔 8~12 小时，这样您看完医生就可以去做相关检查了。

需要自我评估一下身体状况，以便医生问诊：如身体有哪些不适及变化，出现不适及变化的时间、诱因等，既往还得过哪些疾病、服用过哪些药物，父母、兄弟姐妹等是否有类似的疾病等。

记录自己一天大概的饮水量、尿量、指尖血糖值、既往的检查、检验结果，提供给医生作为参考。

就诊时，如何与医生高效沟通

高效的沟通很重要。

明确看病目的，准确描述病情：例如本次来就诊是血糖升高，是因为 1 周前把胰岛素停用了几天，2 天前感觉恶心、乏力、总口渴，之前没有去过其他医院。这样原因、症状、诱因、时间就都一目了然了。

向医生清晰描述其他情况：目前合并的其他疾病，包括疾病的患病时间、治疗管理情况；之前用过的药物，包括药名、剂量、使用时间、治疗效果等，如果怕记错，可以把药盒都带着给医生看。特殊情况，如怀孕、过敏等，一定向医生交代清楚。

把已有的化验、检查结果交给医生：提前准备好历次检查资料。

血糖平稳后的随诊是必须的吗

糖尿病需终身管理，即使血糖控制达标，也需要长期规律随诊。

一方面，有利于医生定期进行血糖控制及糖尿病相关并发症的专科评估，以全面了解糖友的健康状况。另一方面，治疗方案可能会随着病程的延长及身体状况进行调整。

随着医疗水平的不断提高，糖尿病的治疗与监测手段也在不断更新，随诊有利于制订更加安全、有效的降血糖方案。

如何控制糖尿病病程进展

控制糖尿病的病情进展，只要做好糖尿病的综合管理，就可以实现。

早发现、早诊断、早干预：一旦发现血糖异常就要开始积极管理。

合理饮食：控制总热量，坚持运动，遵医嘱用药，积极监测血糖。

定期复查：把血糖、血压、血脂、体重控制在合理范围。

定期筛查并发症：做到早发现、早治疗。

这样就可以延缓并发症的发生发展，改善预后，提高生活质量。

糖友发生急性并发症的应对措施有哪些

糖尿病急性并发症，包括糖尿病酮症酸中毒、高渗性高血糖状态、低血糖。

糖尿病酮症酸中毒：常表现为烦渴、多饮、多尿、乏力症状加重，随后出现恶心、呕吐、腹痛、食欲减退等，部分患者还会出现呼吸深快，呼气中有烂苹果味。严重者会出现烦躁、嗜睡、昏迷，甚至死亡。如出现上述症状，马上送急诊救治。

糖尿病高血糖高渗状态：多发于老年患者，症状和糖尿病酮症酸中毒类似，脱水表现更重。还会出现定向力障碍、幻觉、癫痫样发作等其他神经精神系统症状。如出现上述症状，应及时呼叫120，送医院救治。

低血糖：当糖友血糖 ≤ 3.9mmol/L、妊娠糖友血糖 < 3.3mmol/L，即为低血糖。常表现为心慌、手抖、头晕、乏力、饥饿等，严重者

还会出现烦躁、行为异常、神志不清，甚至昏迷。发生低血糖时，需要进行如下操作。

◆ 如果有血糖仪，可以先检测一下糖友指尖血血糖。

◆ 糖友在意识清醒的状态下进食15~20克含碳水化合物的食物，如3~5片葡萄糖片、3~4颗水果糖、100~150毫升含糖饮料、3~4片苏打饼干等，选择其中1种即可。

◆ 休息15~20分钟后复测血糖，直至血糖恢复正常，症状缓解。

◆ 如果糖友出现意识丧失，应立即呼叫120进行紧急救治。

在哪些情况下糖友需要接受住院治疗

以下情况，糖友需要住院治疗。

1. 病史较长，并已导致了较为严重的慢性并发症，且正处于并发症的中后期，需要住院进行强化治疗，防止并发症进一步加重。

2. 出现了急性代谢紊乱综合征，如糖尿病酮症酸中毒、高渗性高血糖状态、感染、低血糖等。

3. 不明原因导致的身体严重不适。

4. 为进一步明确其他的慢性并发症，或者需要做手术。

糖友如没有明显不适症状，也没有急、慢性并发症，定期前往医院门诊就医，遵医嘱口服降糖药并配合饮食、运动治疗，则定期复查不必住院治疗。

管理——"管"之以心，"理"之以矩

管理疾病，就要全方位"武装"自己

学习相关知识：正确面对疾病，多与糖友交流，互相沟通交流经验，科学有效管理疾病。

管住嘴，少量多餐：将全天主食合理分配到各餐，每餐主食不超100克，既可避免进餐后的血糖大幅升高，还能增加餐次减少低血糖的发生。

合理搭配碳水化合物、蛋白质、脂肪：多吃粗粮、新鲜蔬菜和水果，少吃油炸、方便食品；合理控制盐和糖的摄入；进食定时、定量、定餐，养成规律的进食习惯，可减轻胰腺负担，也有利于病情稳定。

坚持运动：运动是最好的"降糖药"，每天保证一定的运动量。运动方式因人而异，简单、方便、能坚持的运动方式就是最好的选择。

管理好心情：当人处于紧张、焦虑、恐惧或受惊吓等应激状态时，交感神经兴奋，会抑制胰岛素的分泌，导致血糖升高。

糖友如何管理血糖、血脂、血压

只有对血糖、血脂和血压进行全面管理，才能抵御糖尿病的并发症，避免糖尿病并发症的危害。

◆ 日常注意均衡饮食，少食多餐。

◆ 遵照医嘱服用抗高血压药、降糖药，按规定注射胰岛素。

◆ 定期监测体重，做体检。

◆ 坚持监测血糖，规律用药。

◆ 保持户外运动的良好习惯。

◆ 如发现体重波动较大，须重新制订饮食、运动计划。

◆ 如果血压和血糖控制不理想，除调整生活习惯外，应及时就医。

◆ 合理、及时调整抗高血压及降糖药用药方案。

"心静了无尘"的睡眠，准备好了吗

成人每天 6~8 小时的睡眠有益于身心健康。充足有效的睡眠，不仅可以平衡身体内分泌，还可有效稳定血糖。而长时间的睡眠紊乱，则会引起体内胰岛素分泌紊乱和胰岛素抵抗，随之而来的就是血糖的波动。所以，充足有效的睡眠对于糖友至关重要。

22 点左右入睡，清晨 5~6 点起床，体内胰岛素分泌会相对规律，胰岛素抵抗随之减弱，胰岛素的敏感性也会增强。

规律充足的睡眠能部分抵抗因为肥胖、高血压、冠心病等带给机体的负面影响，对于同时合并有以上疾病的糖友控制血糖更为有利。

血糖会受情绪"牵连"吗

生发于心，形诸于色，紧张的情绪会传递。传递给血糖，血糖会升高。

紧张的情绪会直接引起肾上腺素、去甲肾上腺素、胰高血糖素等升血糖激素的分泌，也会间接抑制胰岛素的分泌和释放，造成血糖的升高。

糖友如果每次测血糖都会紧张，有如下几条建议。

1. 如因疼痛而紧张，可以选择针孔直径更细的针头（糖友可通过观察针头外包装上的规格，G 代表了针头中心空管的直径，也就是针头的粗细，G 越大，针头越细），合理调整采血针穿刺深度，绷紧局部皮肤，有助减轻疼痛感。

2. 如果是担心血糖高而紧张，那就需要加强情绪管理了。

3. 如果出现不明原因的血糖升高，则须及时就医，让专业的医护人员帮助明确原因，减少高血糖给带来的紧张情绪。

如何化解得糖尿病后的消极情绪

糖尿病是一种慢性代谢性疾病，是由于体内相对或绝对的胰岛素分泌不足或 / 和胰岛素抵抗引起的疾病。由于目前尚无根治方法，需要终身管理，因此带给糖友了一系列的不开心。

"得了糖尿病，以后都治不好了，要一直吃药可能还要打胰岛素。"

"很多爱吃的东西都不能吃了。"

"不知道这个病会对未来生活和身体造成多大的影响。"

"我什么都不敢吃，为什么血糖还会高？"

越来越多的负面情绪蜂拥而至，血糖一下就不"淡定"了。

研究表明，糖友患焦虑和抑郁的比例往往高于常人。而焦虑，抑郁引发的饮食、运动、睡眠等问题又会严重影响血糖的平稳控制。其中不乏因"糖尿病需要终身管理"带来的精神负担。

解铃还须系铃人，只有调整心态，积极面对，学习掌握糖尿病相关知识，才能为自己赋能，从容应对。

独居糖友的自我管理有哪些

独居的糖友，由于缺乏他人的支持、监督与帮助，容易存在用药不规律、监测不到位等问题，因此，血糖的自我管理不可忽视。

- ◆ 在饮食、运动、生活习惯上要更加自律，如制订饮食计划、运动计划，并激励自己按时完成计划。
- ◆ 定闹钟提醒吃药时间，定时监测血糖，且要把握药物用量。
- ◆ 督促自己填写血糖监测表格。
- ◆ 避免宅家，要常常进行户外活动。
- ◆ 保持一定的社交，可邀约三五好友户外活动，享受大自然。
- ◆ 如在一段时间内感到焦虑，及时反思心理问题，到正规医院进行心理咨询。

"始于足下"的双脚管理有哪些

穿舒适鞋袜

- ◆ 不宜穿暴露足趾、足跟的凉鞋，应选择质地柔软、透气性良好、大小合适的鞋。
- ◆ 每次穿鞋之前检查鞋内有无异物，鞋内是否平整。
- ◆ 切忌贪凉赤脚行走。
- ◆ 要选吸水性、透气性好，柔软宽松、纯棉的袜子。穿袜子时要保证平整、无褶皱，以免摩擦后损伤皮肤。袜口不宜过紧，以免影响血液循环。最好穿白色袜子，当足部有损伤或是出血时易于发现。

勤洗双脚

- ◆ 每日用温水洗脚，若用肥皂须柔和，改善足部循环，促进夜间睡眠。
- ◆ 水温低于 37℃ 为宜。
- ◆ 洗完用浅色纯棉毛巾轻轻擦干，尤其要注意保持足及足趾间的干燥。

每天检查事项

- ◆ 每天查看足底皮肤有无红肿、皲裂、水疱、挤压伤、脚癣、抓伤及足趾变形。
- ◆ 特别注意检查足趾间，一旦发现有感染迹象，立刻就医。
- ◆ 如果发现脚部出现水疱、感染等症状，要及时到糖尿病专科就诊，切勿在家自行处理。

自我保健

- ◆ 睡前抬高下肢能促进静脉回流。
- ◆ 避免长时间跷二郎腿。

预防蚊虫叮咬

糖友往往合并周围神经病，在被蚊虫叮咬之后容易发生皮肤感染。因此，在户外活动或外出旅行时，应提前喷涂驱虫剂或防蚊剂。

妊娠糖友的自我管理有哪些

1. 孕期规律检查，严格控制饮食。饮食原则为既能保证孕妇和胎儿能量的需要，又能维持血糖在正常范围，而且不发生饥饿性酮症。

2. 孕中晚期，每日增多 300 千卡热量的摄入，尽可能选择低血糖指数的含碳水化合物食品，实行少量多餐制，每日分 5~6 餐。

3. 规律监测血糖，有条件者每日测空腹和餐后血糖 4~6 次。

4. 血糖控制的目标是：空腹、餐前或睡前血糖 3.3~5.3mmol/L。餐后 1 小时血糖 ≤ 7.8mmol/L，或餐后 2 小时血糖 ≤ 6.7mmol/L；糖化血红蛋白尽可能控制在 6.0% 以下。

5. 血压控制在 130/80mmHg 以下。

6. 每 3 个月进行一次肾功能、眼底和血脂检测。

7. 孕期补充叶酸预防神经管畸形、高同型半胱氨酸血症，促进红细胞成熟、合成血红蛋白，孕期摄入叶酸当量应达到 600 微克 / 天，除食物外须额外补充叶酸当量 400 微克 / 天。

旅行中的糖友如何自我管理

◆ 尽量不使作息有太大变动。

◆ 坚持饮食控制，避免过度劳累，按时用药，随身携带含碳水化合物食品。

◆ 告知旅行同伴处理低血糖的方法，以备万一。

◆ 定时监测病情，作好记录。

◆ 带上足够的胰岛素和针头。如去炎热的地方，胰岛素最好放入冰袋或胰岛素便携小冰箱中。

◆ 注意保护双足。

◆ 如果血糖持续升高（空腹血糖＞11.1mmol/L）、血压升高（一般指血压持续＞150/95mmHg）、尿酮持续阳性，有正常活动性心绞痛，视力突然下降，以上任何 1 种情况的出现，都应立即终止旅行。

如何管理"面子"工程

血糖长期高的糖友，皮肤黏膜经常处于慢性脱水、缺血、缺氧及营养不良的状态，皮脂腺及汗腺分泌明显减少，导致皮肤过度干燥，再加上高血糖对皮肤神经末梢的刺激作用，造成糖友的免疫力较低，皮肤容易被各种病菌（细菌、真菌等）感染。

因此，糖友对皮肤的呵护尤为重要，"面子"工程是大工程。

积极有效地控制血糖是重中之重：通常要求空腹血糖控制在 6.1mmol/L 以下，餐后 2 小时血糖控制在 7.8mmol/L 以下，并尽可能减少血糖波动，保持血糖平稳。

保持皮肤清洁非常重要：不洁与干燥会加剧皮肤瘙痒，在气候干燥的秋冬季，洗澡 1 周 1 次为宜，水温 37~40℃为宜，尽量选择中性（不用碱性）沐浴液或肥皂，时间控制在 10~15 分钟，不要用力搓澡，以免损伤皮肤角质层，减弱皮肤屏障保护作用。为了预防皮肤干燥，沐浴后及时涂抹温和、保湿杀菌的润肤霜（富含维生素 E、甘油、凡士林等）。

炎炎夏日尽量 1 天洗 1 次，或是 2 天 1 次，但要注意不可一出汗即去洗。因为糖友的皮肤损害可分为原发性皮损、继发性皮损、隐源性皮损 3 种情况。虽然糖友在冬季发生皮肤瘙痒的情况较多，但夏天也不可掉以轻心，**频繁地洗澡会降低皮肤的免疫力**。还是建议大家洗澡根据自身的情况而定。

内衣尽量选择纯棉，勤洗勤换。

对症止痒： 如发现轻度瘙痒，但未破溃的情况，须在医师指导下用药。若皮肤出现破溃，糖友在家处理时，应避免使用碘酒等强烈刺激的消毒剂，更不要使用颜色较深的其他药剂，以免遮盖伤口影响医生判断；对于小伤口应先用无菌棉球蘸取医用消毒酒精彻底清洁受伤处，然后用无菌纱布覆盖，再就近求助当地医务人员处理。

自我心理调节： 皮肤瘙痒会影响情绪，而焦虑、烦躁等不良情绪又会引起失眠、血糖升高，进一步加重瘙痒症状。

答疑——知之为知之，不知要"学之"

糖友找工作，注意哪些事儿

糖友在血糖控制良好及无并发症的情况下，工作时需要注意：**应全面了解自身状况，及糖尿病相关知识，警惕相关风险的发生。**

糖友如从事体力劳动等较繁重的工作，要格外留意服用降糖药的量，警惕低血糖的发生。不健康的生活方式、不规律的作息均会造成血糖波动较大，糖友在选择工作时最好避免选择这类。

如血糖控制不佳，须及时就医调整，不宜选择对别人生命和安全负有重大责任的工作。

糖友做家务，注意哪些事儿

在运动篇中，做家务和做运动的那点儿"账"，我们都给大家算过了。一句话，虽不能完全依赖做家务替代运动，但它们的友好帮衬确实解决了许多糖友没时间锻炼的难题。

看似信手拈来的运动——做家务，若想达到运动干活两不误，还应注意下面提到的几点。

劳逸结合。洗衣服、晒被子、打扫卫生等，虽然都是消耗能量、锻炼身体的好方法，但不能做起来"废寝忘食"。只有"累不着"的家务劳动，才是对糖友有益的。若家务劳动既繁杂，又让人产生疲劳感，则不利于血糖控制。

对于肥胖糖友，饭后适宜轻度家务，如收拾杂物，既能消能量耗，又不积蓄脂肪；拿东西时，双手拿均等重的物品，呼气上举，吸气下放；擦玻璃时，双脚少许分开边吸气边弯曲，然后边吐气边伸直；洗碗筷时，边吐气边抬足跟，吸气落下；扫地时，边吐气边分开双脚，边吸气边收回双脚。

一不小心失眠了，怎么办

失眠不可怕，可怕的是恶性循环。有多项研究证明，睡眠障碍和糖尿病之间存在一种双向关系：一方面，2 型糖尿病患者的睡眠问题远多于非糖友；另一方面，睡眠障碍也会增加糖尿病的患病风险，或是影响血糖水平。部分糖友还会因血糖控制不佳，紧张、恐惧、焦虑，甚至悲观失望，从而导致和加重失眠。

因此，睡眠问题，不可掉以轻心。

调整心态：积极学习，了解血糖波动特点，加强自我管理。适当做一些放松活动，如深呼吸，听音乐等。

生活作息要规律：早睡早起，每天保证 6~8 小时的睡眠时间，最好22 点前入睡，有利于血糖控制。

睡前洗温水澡或泡脚：帮助放松（水温低于 37℃）。

睡前不饱食，忌饮浓茶、咖啡、酒等：如果担心夜间低血糖，可在血糖控制平稳的前提下，睡前服用一杯热牛奶。

舒适的睡眠环境：有睡眠障碍的糖友应警惕受惊、受凉、受潮，室内温度、光线要适宜。如果长期受睡眠障碍困扰，必要时寻求医生的指导，不可自行随意服用助眠药物。

糖友洗澡时需要注意哪些事儿

注意控制洗澡时长：每次控制在 10~15 分钟，洗后尽快擦干，特别是足部。

注意防止低血糖：洗澡会促进血液循环，加快胰岛素吸收，加之洗澡消耗能量，易造成低血糖。为避免发生意外，最好注射胰岛素半小时后再去洗澡。

选择合适洗浴用品：碱性洗浴用品，会过多去除油脂，导致皮肤干燥。因此，要尽量选用弱碱性或中性的香皂、沐浴露等。洗后涂抹润肤乳，保持皮肤湿润。

避免过度搓擦皮肤：过度搓擦，可能会导致皮肤破损，增加感染风险。如果皮肤破损，则应避免热水泡澡、泡温泉，以免加重皮肤感染。

避免运动后立即洗澡：运动后马上洗澡，可能会导致心脏和大脑供血不足。轻则引起头晕眼花，重者虚脱，还有可能因低血糖昏迷，出现生命危险。

洗澡时空气要通畅：部分糖友会伴随心脑血管疾病，温度过高，空气不流通的情况下，容易因缺氧引起心肌梗死等心脑血管疾病的意外发生。

注意防跌防滑：浴室放个小凳子，站累了可以坐在凳子上洗，既可避免滑倒，又可节省体力。

年纪大的糖友，洗澡切忌反锁门，便于出现意外时，家人及时施救。

气温变化时糖友需要注意哪些事儿

春天气温刚转暖，勿早脱棉衣。为避免感冒、气管炎、关节炎等疾病的发生，头颈和双脚的保暖尤为重要。由于寒气多自下而起，加之下身的血液循环较上身差，更易遭受风寒侵袭。所以穿衣，宜下厚上薄。女性不宜过早更换裙装。

气温不稳定时，关注天气预报，得知气温有所骤降，提前 1~2 天就要增添衣物，特别要注意手部和面部的保暖。

如何预防流行性感冒

- ◆ 勤洗手，室内常通风，加强防护，保健康。
- ◆ 注意饮食卫生，食物煮熟煮透，在外使用公筷，确保用餐安全。
- ◆ 口罩防护不可少，咳嗽喷嚏有遮挡。
- ◆ 饮食清淡，作息规律，早晚加衣，保暖防寒。
- ◆ 尽早接种流感疫苗，提高自身免疫力。

糖友在家跌倒了怎么办

1. **最大程度进行自我保护**　尽量双手撑地，缓冲跌倒对身体的损伤，将伤害降到最低，如下图所示。

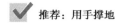 推荐：用手撑地　　　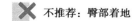 不推荐：臀部着地

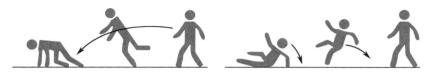

2. 如果遇到患病家人突然失去意识，或突然倒地，应尽可能避免搬动，更不能抱住又摇又喊　可将糖友缓缓放平至仰卧位，同时小心地将头偏向一侧，以防呕吐物误吸入气管产生窒息。现场急救的同时，应尽快呼叫 120。

3. 跌倒后，如出现肢体畸形、不正常假关节活动、骨擦感或骨擦音等，一律按骨折处理。患者需要做到以下几点。

◆ 保持安静，注意保暖，同时止血、止痛，防止休克。

◆ 包扎患处，就地固定。

◆ 如怀疑为脊柱骨折，应保持躯干不动，尤其避免一切脊柱活动，严禁一人抱头，另一个人抬脚等不协调的动作，固定完毕立即转送医院。

糖友买鞋有哪些学问

长度：穿鞋站立时，鞋子的内长应比从足跟到最长的足趾测量的足部长度长 1~2 厘米。

深度：应该适应足趾自由移动而不会在内侧、外侧或背侧造成压力。

宽度：宽度应等于脚的所有部分的宽度。前脚掌和足跟之间的关系是重要的，因为容纳宽阔的前脚可能导致足跟太宽。

鞋垫： 鞋垫的主要功能是压力重新分配。推荐使用有减震功能、柔软但有足够弹性且防滑的材料。

外底： 可选择橡胶外底的鞋子。此外，鞋底应该比脚更柔软。

鞋跟高度： 一般为 1.5~2 厘米，不应超过 3 厘米。

鞋面闭合： 适当地系紧鞋带或搭扣保持脚不向前滑动，鞋带系紧应能保证长期紧固，且能根据个人情况进行调整。

鞋面： 鞋面选择由皮革或合成材料（类似于运动鞋）制成，接缝有限且最好在鞋面区域没有接缝，鞋面应透气且耐用，并且能够在不产生压力区域的情况下改善足部畸形。

足趾部分： 鞋子覆盖并保护足趾的部分应该是柔软的（除非特殊要求，例如建筑专业人士另有要求），并应适应足趾的形状以避免足趾受到任何摩擦。

糖友乘坐飞机需要注意哪些事儿

如果身体不太舒服，尽量不要乘坐飞机，以免出现晕机，影响血糖。正在腹泻，乘机更危险，频繁腹泻会导致体内水电解质紊乱、脱水，随之而来的血液中的水分也会减少，从而血液黏度增大，使血糖持续飙升。

如果必须乘坐飞机，登机之前需要加测血糖。检测到血糖值比较稳定时，再乘坐。要随身携带降糖药或胰岛素。此外，使用胰岛素者不管是已开封还是未开封的胰岛素，都须随身携带，不可托运。胰岛素的保存对环境要求严格，而飞机的托运舱，温度没有保证，且在托运过程中，反复震荡会影响胰岛素活性。飞机安检严格，登机前须到医院开具诊断证明。

糖友自驾旅游需要注意哪些事儿

◆ 糖友自驾要有旅伴，最好是一位有驾驶经验的人陪同，必要时，轮流驾驶，防止意外。

◆ 长途驾驶时，车内应备有血糖仪、含碳水化合物食品（放在随手可及处）。

◆ 出发前检测血糖，如果血糖＜6mmol/L，需要补充食物。

◆ 途中每隔1~2小时下车活动、必要时加餐、测血糖。

◆ 行车途中，保证按时进餐，不可按经验估计路况。

◆ 行车中如果出现低血糖症状，如心慌出汗、手抖、饥饿、乏力，或四肢麻木、感觉障碍，视力明显下降时，立即靠边停车、测血糖、进食。待症状缓解，血糖平稳后再继续前行。

糖友多汗怎么办

糖友爱出汗，是由于长期高血糖或血糖波动，导致自主神经及自主神经功能受损并出现异常，表现为出汗异常、出汗多等症状。

出汗时，如果伴有明显的心慌，提示有可能发生低血糖，要注意监测血糖。如果血糖 ≤ 3.9mmol/L，要及时进食碳水化合物，纠正低血糖，缓解出汗症状。

在日常生活中，要注意控制血糖平稳达标，必要时可服用神经类药物，如 B 族维生素来改善出汗症状。

糖友起床眼前有黑矇，躺着心率特别快，是何因

可能是低血糖，应立即监测血糖水平。如果血糖 ≤ 3.9mmol/L，立刻补充葡萄糖或含碳水化合物食物 15 克，15 分钟后复测血糖。

低血糖纠正后须注意以下几点。

1. 追溯低血糖发生的原因，调整用药。如患者伴有意识障碍，可适当放松短期内的血糖控制目标。

2. 注意低血糖诱发的心、脑血管疾病。

3. 建议经常进行自我血糖监测，有条件可进行动态血糖监测。

4. 接受糖尿病教育，携带糖尿病急救卡，培训儿童或老年糖友家属如何防范、识别和处理低血糖。

笑对——莫愁前路无知己

糖尿病患者，你不是一个人在战斗

家人、朋友是在与糖尿病进行"持久战"时最好的助力。

1. 和糖友一起学习糖尿病自我管理的相关知识，不仅可以帮助糖友们更好地管理糖尿病，还可以让自己变得更健康。

2. 学会低血糖的应对及处理，有效帮助低血糖的糖友。

3. 学会血糖监测，并帮助糖友及时记录数据，复诊时，这些数据将为医生快速了解糖友的血糖情况提供很大帮助。另外，如果发现糖友血糖波动较大，应提醒及时就医，确认是否需要调整用药方案。

4. **共同健康饮食、健康运动**　对于糖尿病饮食、运动管理的推荐即为对健康成人的推荐，当有人陪伴时，更加有助于长期坚持。

5. **了解降糖药物的用法、用量及常见副作用**　在糖友忘记用药或随意调整药量的时候，提醒指正，并监督其定期复诊。

记录自己就是帮助他人

糖友主动记录自己在糖尿病治疗"持久战"中的点点滴滴、记录自己的生活，不仅为医护人员和其他糖友提供了动态管理的有效数据，还能充分调动自己的主观能动性，提高自己掌握饮食、运动、用药、血糖监测、心理等自我精细管理知识。

通过生活笔记，主动对饮食、运动，生活习惯和方式进行调整和安排，真正将糖尿病相关知识应用到自己的日常生活中来，提高疾病自我管理能力，有效控制代谢指标，提高生活品质，防止和延缓并发症的发生。

通过生活笔记，可以让更多糖友受益，少走弯路。

独学不如众学

近年来，我国糖尿病患病率逐年上升，而糖尿病的自我管理对于疾病控制至关重要。参加糖友学习班，首先可以在短期内大幅提高糖尿病患者对于糖尿病自我管理方面的知识水平，帮助您更加积极、正确地应对糖尿病。其次，在学习班中，一些病程较短的新糖友还可以结识自我管理经验丰富的老糖友，在饮食、运动、用药、日常生活、情绪调节等方面进行交流。糖友们彼此学习，相互鼓励，一起携手走在抗糖路上。

目前，医院、社区均会开展各种形式的糖尿病健康教育学习班，糖尿病患者可以到相应医院或社区进行咨询。

更多糖友生活细节，扫描二维码观看视频

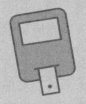

四 | **血糖监测篇**

血糖监测，作为糖尿病"五驾马车"（饮食、运动、药物、血糖监测、糖尿病知识教育）综合管理的一个环节，不仅"贵有恒"，还需要'晓门道'。

如何看懂血糖曲线图？如何能在血糖指数上找到正解？血糖监测那点事儿忽视不得。无论是便携式自我血糖检测仪（SMBG）还是扫描式持续葡萄糖监测仪（CGM），血糖监测无论有痛还是无痛，都需要糖友掌握相关常识，知其所以然。

关于便携式血糖检测仪那些事儿

监测血糖很重要

"阴晴不定"的血糖水平，要想识得"庐山真面目"，仅凭医院的几次静脉血血糖检测及糖化血红蛋白化验，远远不够。

不监测血糖的后果很严重

血糖产生过高或过低波动时，因糖友没有明显感觉，从而导致未能及时治疗，耽误了方案调整，待到出现症状时病情已非常严重。比如糖尿病酮症酸中毒或严重的低血糖，出现意识障碍时才被发现，此时的治疗就相当棘手，也非常复杂，各种风险明显增加，导致心理、生理痛苦加倍。

监测血糖的结果很友好

规范的自我血糖监测（指尖血血糖测量和动态血糖监测），掌控血糖变化规律，早发现、早治疗，可使糖尿病死亡风险降低一半，并发症的风险降低 1/3，糖友不仅健康得到充分保障，对生活、运动、饮食及合理用药也具有指导意义。

以血糖监测为管理依据，学会分析检测结果，及时掌握个体病情，配合医生调整方案。

各时间点血糖的意义是什么

血糖监测的时间点包括空腹、餐前、餐后 2 小时、睡前、夜间等。

时间点	意义	适用范围
空腹 / 餐前	反映基础胰岛素分泌水平及所用药物控制血糖的效果	空腹血糖较高，或有低血糖风险时（包括老年人、血糖控制较好者）
餐后 2 小时	反映进食后食物刺激胰岛细胞分泌胰岛素的能力；反映进食及降糖药用量是否合适	空腹血糖和餐前血糖控制良好，但糖化血红蛋白仍不达标时；需要了解饮食和运动对血糖影响者；注射餐时胰岛素患者
睡前	了解睡前血糖控制情况，避免夜间低血糖	注射胰岛素的患者，特别是晚餐前或睡前注射胰岛素的患者
夜间	观察夜间是否有低血糖，为调整用药提供依据	出现不可解释的空腹高血糖或怀疑有夜间低血糖
其他	反映各种情况下血糖的波动	出现低血糖症状或怀疑低血糖时；剧烈运动前后；尝试新的食物或不能规律进餐时；突然地情绪激动；患有其他急性疾病时，如感染、酮症、腹泻等；漏服药物或在注射胰岛素时错误用药

住院和在家，糖友的血糖监测有何不同

住院期间，由于血糖处于不稳定状态，为了动态掌握血糖变化，及时调整治疗方案，常采取强化血糖监测方案：即监测空腹、午餐前、晚餐前、三餐后 2 小时、睡前、凌晨 3 点的血糖。

出院后，自我血糖监测取决于不同的治疗方案、当下的血糖控制状况（达标、未达标）、个人经济条件等。总之，治疗方案越简单，监测方案越简单；控制目标越严格，监测方案越烦琐；治疗未达标，监测频率要增加。不同情况的血糖监测参考方案如下。

胰岛素强化治疗（多次胰岛素注射或胰岛素泵治疗）的糖友

开始阶段每天监测血糖 5~7 次，建议涵盖空腹、三餐前后、睡前。如有低血糖表现须随时测血糖，如出现不可解释的空腹高血糖或夜间低血糖，应监测凌晨 3 点血糖。达到治疗目标后每日监测血糖 2~4 次，主要涵盖空腹、睡前血糖，必要时测餐后血糖（如下表所示）。

血糖监测	空腹	早餐后	午餐前	午餐后	晚餐前	晚餐后	睡前
治疗未达标	√	√		√		√	√
治疗已达标	√				√	√	√

使用预混胰岛素的糖友

治疗后血糖未达标时，每周监测 3 天空腹血糖和 3 次晚餐前血糖，每 2 周复诊 1 次；在血糖达标后每周监测 3 次血糖，即空腹、晚餐前和晚餐后。无论是否达标，复诊前 1 天加测 2 次，5 个时间点即空腹、早餐后、午餐后、晚餐后、睡前的血糖，建议每月复诊 1 次（如下表所示）。

疾病情况	血糖监测	空腹	早餐后	午餐前	午餐后	晚餐前	晚餐后	睡前
治疗未达标	每周 3 天	√				√		
	复诊前 1 天	√	√		√		√	√
治疗已达标	每周 3 次	√				√	√	
	复诊前 1 天	√	√		√		√	√

使用基础胰岛素的糖友

治疗后血糖未达标时，每周监测 3 天空腹血糖，每 2 周复诊 1 次；

在血糖达标后每周监测 3 次血糖，即空腹、早餐后和晚餐后。无论是否达标，复诊前 1 天监测 5 个时间点血糖谱（如下表所示），建议每月复诊 1 次。

疾病情况	血糖监测	空腹	早餐后	午餐前	午餐后	晚餐前	晚餐后	睡前
治疗未达标	每周3天	√						
	复诊前1天	√	√		√		√	√
治疗已达标	每周3次	√	√				√	
	复诊前1天	√	√		√		√	√

非胰岛素治疗的糖友

短期强化监测方案，适用于有频发低血糖症状、感染等应激状态、调整治疗方案等情况。监测方案为每周 3 天，每天监测 5~7 个时间点血糖，包括餐前、餐后及睡前，在获得充分的血糖数据并采取了相应的治疗措施后，可减少到交替血糖监测方案（如下表所示）。

时间	空腹	早餐后	午餐前	午餐后	晚餐前	晚餐后	睡前
周一							
周二							
周三	√	√		√	√	√	
周四	√	√		√	√	√	
周五	√	√		√	√	√	
周六							
周日							

餐时配对方案：建议每周 3 天，分别配对监测早餐、午餐和晚餐前后的血糖水平，帮助了解饮食和相关治疗措施对血糖水平的影响（如下表所示）。

时间	空腹	早餐后	午餐前	午餐后	晚餐前	晚餐后	睡前
周一	√	√					
周二							
周三			√	√			
周四							
周五					√	√	
周六							
周日							

怀疑有低血糖时，应随时加测血糖。特殊人群（围手术期患者、低血糖高危人群、危重症患者、老年患者、1 型糖尿病患者）的监测，在遵循以上基本原则的同时，实行个体化的监测方案。

餐后血糖的正常值是多少

餐后血糖通常指餐后 2 小时血糖，是指从**进食第一口饭**开始计时 2 小时测定的血糖。

餐后 2 小时血糖的正常值为 3.9~7.8mmol/L（参照口服葡萄糖耐量试验当中 2 小时的血糖标准）。

如果血糖 ≥ 7.8mmol/L，则要考虑存在糖耐量异常或是糖尿病的情况。如果血糖在 7.8~11.1mmol/L 之间，称之为糖耐量异常阶段，这是糖尿病的前期状态。如果餐后 2 小时血糖 ≥ 11.1mmol/L，则已经达到了糖尿病的诊断标准，需要引起重视。

餐后 2 小时血糖监测，必须分秒不差吗

血糖监测，成于"精"而毁于"随"，虽不必分秒不差，但也不可太随性。

餐后 2 小时血糖是反映胰岛 β 细胞储备功能的重要指标，即进食后食物刺激胰岛 β 细胞分泌胰岛素的能力。正常人进餐后 0.5~1 小时血糖达峰值，2~3 小时恢复至餐前水平，但糖友们的餐后血糖峰值会延迟到 2 小时。

测量餐后 2 小时血糖，要从进食第一口饭开始计时 2 小时测定。为保证测量结果的可参考性，测定时间尽量准确，但也不必分毫不差，2 小时时间点前后 5 分钟之内测定，对餐后血糖的评估结果影响都不大。但如果时间相差太大，测量值的参考价值就大打折扣了，如从吃饭中途或吃完饭后开始计时，都会导致测量结果失去参考意义。

为什么要测凌晨 3 点血糖

监测凌晨 3 点血糖，主要是**用来鉴别空腹血糖偏高的原因，区分苏木杰现象和黎明现象。**

如果凌晨 3 点的血糖偏低，而早上空腹血糖高，通常考虑是苏木杰现象，即夜间出现低血糖以后反射性的血糖升高，这个时候要适当减少晚餐前的口服降糖药或胰岛素的注射剂量。

如果凌晨 3 点的血糖尚可或偏高，黎明现象的可能性大，也就是黎明时，胰岛素拮抗激素分泌增多所引起血糖升高。这个时候要同时考虑降糖药或睡前胰岛素剂量不足，并适当调整方案。

凌晨 3 点血糖最好搭配次日清晨空腹血糖一起测量。

什么是黎明现象

黎明时，生长激素、糖皮质激素等升高血糖的激素分泌逐渐增多，血糖也明显升高，这是一种正常的生物钟现象。

正常情况下，当血糖轻度升高时，机体会迅速分泌胰岛素来控制血糖，使血糖不再升高。而糖友因胰岛素分泌障碍或存在胰岛素抵抗，血糖不能被有效控制在正常水平内，就会出现黎明现象。

什么是苏木杰现象

苏木杰现象指糖尿病患者夜间低血糖后清晨出现继发高血糖的现象。它主要是由于口服降糖药或胰岛素使用过量而导致夜间低血糖反应后，机体为了自身保护，通过负反馈调节机制，使具有升高血糖作用的激素（如胰高糖素、生长激素、皮质醇等）分泌增加，血糖出现反射性升高。

测指尖血血糖，要不要去掉第一滴血

测指尖血血糖时，要不要擦去第一滴血？目前观点不一。

建议擦去第一滴血的学者认为被扎手指用酒精消毒后，残留酒精可能会与血液发生化学反应（规范操作要求待酒精挥发完毕后再取血，但是酒精在短时间内不一定完全挥发干净），影响结果的准确性，所以要弃去。

建议采用第一滴血的学者认为因为第二滴血不会自然溢出，挤压过程中，可能会导致组织液等渗出，从而影响血糖值。

针对以上不同观点开展的多项调查研究显示，上述 2 种情况采集的血液与静脉血做血糖监测对比时，差异没有统计学意义。同时，在后继更为精密的实验中得出一个结论：在血糖不太高的情况下，第一滴血测定值更为接近实际血糖值；而血糖过高时，第二滴血测定值更为接近实际血糖值。也就是说，糖友在出现低血糖时，快速血糖测定有可能会高估实际血糖值，尤其是利用第二滴血时。

糖友有了饥饿感，为什么不能马上吃东西

饥饿感是糖尿病的一种症状，它也有两面性，即低血糖和高血糖都会产生饥饿感。

"真实"饥饿： 如果饥饿是由低血糖引发的，可马上进食。

"假象"饥饿： 血糖高就意味着体内胰岛素相对或绝对不足，即便体内已有充足的葡萄糖了，但仍然不能被运输到细胞里，细胞缺糖，就会产生饥饿的假象。所以，如果饥饿的诱因是高血糖，就要先控制血糖平稳，症状也会随之减轻，而不是马上进食。

如果不确定饥饿是低血糖还是高血糖导致的，可以先测血糖再对症选择是否马上进食。

糖友的餐前血糖高于餐后，是何因

1. 胰岛素分泌高峰异常，或胰岛素不恰当分泌过多和血糖高峰不匹配，故出现餐后血糖反而降低。

2. 饮食控制过于严格，或餐后运动强度过大，打破了胰岛素的正常

分泌规律，也会出现餐后血糖低于餐前。

3. 餐前降糖药使用不合理，出现餐后低血糖表现。

4. 使用的胰岛素是超短效胰岛素，此类胰岛素起效快，持续时间短。

5. 存在明显的胰岛素抵抗，也会导致餐前血糖高于餐后。

糖友已按要求进餐，为什么血糖还不达标

饮食摄入已按要求执行，血糖却总"拖后腿"，是由于影响血糖的原因有多种。如身体内激素水平变化、神经调节食物的血糖应答差异、睡眠、情绪、运动、药物、参与糖代谢的相关器官功能状况等因素，都会使最终的血糖产生波动，幅度有大有小。

1. 考虑是否运动量不足、睡眠不足、情绪波动、合并感染或疾病应激状态等，这些情况都有可能导致血糖升高。

2. 从规律、规范用药方面分析原因，是否未按要求服用降糖药或不规范注射胰岛素、是否由于注射部位皮下脂肪有增生影响药物吸收，或是其他原因影响药物发挥作用。

3. 如果找不到原因，咨询专科医生，或在医生指导下调整药物治疗方案，千万不可自行随意调整。

糖友的餐后血糖正常，为什么下一餐的餐前血糖反而升高了

餐后血糖正常，之后未进食，下一餐的餐前血糖反而升高了，反应的主要问题是体内基础胰岛素水平不足。

正常胰岛素的生理性分泌分为基础胰岛素分泌和进餐后胰岛素分泌，这两部分胰岛素分泌量大约各占 50%。基础胰岛素是通过抑制肝脏糖原分解及糖异生来减少葡萄糖的产生和维持周围组织器官（如大脑、肌肉等）对葡萄糖的利用，使空腹或餐前状态下血糖保持在正常水平。

而 2 型糖尿病糖友，由于胰岛功能下降，基础胰岛素开始分泌不足，就会出现空腹或餐前血糖升高的情况。如果补充注射了基础胰岛素，餐前血糖还是高，则表明可能注射剂量不足。

少吃一顿饭，就可以不服药、不打针、不测血糖吗

在此要说明的是，我们不提倡糖友通过节食来控制血糖，"饥一顿饱一顿"的饮食节奏反而导致血糖波动更大。

1. 少吃一顿饭，短效降糖药暂不服用，用餐时常规注射的胰岛素不能注射。

2. 即便偶尔一顿不吃，每天或每周固定时间服用的长效口服降糖药、注射的长效胰岛素，仍需要按时服药或注射。

3. 必须监测血糖，因为不进食打乱了规律饮食和用药习惯，容易导致血糖波动，此时更应该加强血糖监测。

糖友如何知道自己发生了无症状低血糖

无症状低血糖，顾名思义是指没有一般低血糖发生时的心慌、头晕、出汗、颤抖、饥饿、四肢乏力、面色苍白等症状。发生无症状低血糖后，人常常在不知不觉中陷入昏迷，易被误以为睡着了，从而耽

误救治时间。长时间低血糖会导致严重脑损伤，甚至成为植物人，并危及生命。

发生无症状低血糖的主要原因

首先，由于高血糖损伤交感神经，使机体对低血糖反应的敏感性下降，甚至完全丧失。

其次，长期反复发生低血糖后，大脑逐渐适应低血糖状况，不再发出预警信号。

针对无症状低血糖，加强血糖监测很重要

首先要加强血糖监测频率。尤其在进食量减少、饮酒后、调整药物后、运动后、夜间等情况下，增加监测频次。

必要时借助动态血糖监测系统，进行全天候血糖监测，有助于及时发现无症状低血糖，尤其是夜间低血糖。

采用同时段的静脉血与指尖血，为什么血糖结果不一样

指尖血血糖测量的是毛细血管血的血糖，通常情况下，毛细血管血糖略高于静脉血血糖，因此即使在同一时间点，静脉血与指尖血测量出来的血糖值也可能不一样。

此外，测量指尖血血糖时，还会受到诸多因素影响，如消毒用的酒精是否有残留、挤压手指时是否有组织液混入、血糖仪存在的误差等，都会增加两者数值不一样的可能。

测血糖是否必须集中在同一根手指的指尖，怎样测才能误差最小

左右手或 5 根手指的指尖血测得的血糖没有区别。

只是选择手指的时候，最好选择角质层较薄的手指或部位，如环指（俗称"无名指"）、中指和小指。如果手指茧过厚，针扎得过浅，测出的血糖值就会不准。

怎样选择合适的手指和采血部位

研究认为，采指尖血测血糖最好选择无名指、中指和小指，不推荐示指和拇指。无名指、中指和小指平日里活动少、感染概率低、疼痛轻、不影响日常生活。而拇指和示指灵活、敏感，用得也最多。

关于采指尖血时，手指部位选择也有讲究。手指两侧血管分布较多，血流量充足，神经末梢分布相对少，扎针痛感相对较轻，所以采血时，优先选择在无名指的两侧。不建议在手指指腹中间处扎针，这里神经末梢密集，血液不够充盈，疼痛感较强。

同时，为避免疼痛及感染，不建议频繁选择同一根手指。

测血糖能采足趾血吗

无论手指还是足趾，采出来的血都是末梢血，测出来的都是末梢血糖，所以测血糖可以采足趾血测。

但一般不建议采足趾血，因为脚不方便暴露，也不利于操作，角质层又相对较厚。加之糖友更需要保护双脚，不适合人为造成破损，

增加并发症风险。

采指尖血时，为什么不能使劲挤压

采指尖血时，如果使劲挤压手指出血，大量组织液就会混入血样，对血液标本造成稀释，血糖测试结果就会偏低，降低准确度。

如果采指尖血时没有立即出血，或出血量不够，最好让手部自然下垂，等待 5 秒钟，必要时可从掌心部位向下挤压，切勿从指尖挤压。

采指尖血时，手指不出血怎么办

测量血糖时，如果采指尖血的手指不出血，有可能是手过于凉，末梢循环不好；也有可能是针扎得过浅造成的。这时可以采用如下方法。

1. 测量前，先用温水或热水洗手，加快血液循环，易于采血。

2. 可将手臂下垂 15 秒，或甩手、搓手半分钟左右，这样利于指尖血液充盈，待指尖末梢红润时，就易采到血了。

3. 选择手指的指尖两侧皮肤较薄的位置采血，因为手指两侧神经末梢分布少，血管丰富、血液充足，既可减少疼痛又方便采血。

4. 在适合采指血的手指上轮流采血，避免扎同一个部位。

测血糖可以采耳垂血吗

耳垂采血也是测量血糖的一种方式。相较于指尖采血，耳垂采血的痛感更小。但是由于耳垂的血供较差，容易受到气温、环境等因素的影响，检验结果误差较大，一般临床不常用。

温度低对血糖测量有影响吗

低温会影响血糖仪的准确性。

血糖仪是一种对温度和湿度非常敏感的电子设备，不同的血糖仪对测试环境温度及湿度的要求不同，需要详细查看说明书。

一般来说，血糖仪的工作温度是10~40℃，也有"耐寒"的可低至5℃，若温度再低血糖仪可就会"冻坏"了（影响血糖监测值）。同理，血糖试纸亦如此。寒冷的室外环境下尽量不要使用血糖仪测试，如必须使用，则建议将血糖仪放在大衣中保暖或测试前用手捂热再使用。

便携式血糖仪也有"专业"和"业余"

血糖仪想进入医疗机构"工作"，跻身"专业"医疗仪器行列，并非易事。血糖仪进入医疗机构应用，须达到一定的性能要求，包括精密度、与生化分析仪的可比性、测量区间、抗干扰性能等。医院对血糖仪的质量控制管理非常严格，包括使用质控液进行质控、与生化分析仪进行对比、参加室间质评等，以确保测量结果的准确性。

由于便携式血糖仪均存在一定测量误差，只要误差在标准范围内就可以认为结果是准确的。因此，家用血糖仪只要是正规厂家生产，有正规售后即可，并定期进行校准，或与静脉血糖值进行比对。家用血糖仪与医院血糖仪之间比较没有意义。

什么品牌的血糖仪比较好

目前市售的家用血糖仪种类繁多，只要通过国家药品监督管理局认定，都可以使用。糖友在选择时应着重考虑以下因素。

准确性：选购时要查看血糖仪说明书上的评估报告，是否符合国家标准，是否有较强的抗内外干扰能力。

便捷性：操作是否简单易学，是否需要调码，数值显示是否清晰，电池更换是否方便等。

测试用时：目前市场上的血糖仪测试后出示结果用时都很快，多为几十秒，少则几秒。

记忆功能：尽可能选择记忆功能容量大的仪器，以便查询以往的血糖情况。

价格：血糖仪属于一次性消费，重要的是考虑血糖试纸的价格，目前市场上各类血糖仪试纸价格相差不大，可以选购能继续加血样量的试纸（当血样量不足时，可在规定时间内续加血样量），避免试纸浪费，节省开支。

售后服务：认准正规厂家，既能保证试纸的长期供应，又能提供较好的售后服务，方便对血糖仪进行校正。

如何在家里做血糖仪校准

在家里做血糖仪校准，有 2 种方法。

第一种，使用血糖仪校准液。如果血糖仪配有校准液，先摇匀，再滴 2 滴在光滑的地方，采用测血糖的方式，安装血糖试纸后吸取校准液，如果显示结果在标准数值范围内，说明血糖仪准确性没有问题。

第二种，和静脉血血糖值进行对比。如果血糖仪没有配备校准液，带血糖仪到医院，静脉抽血后 5 分钟内采指尖血，用血糖仪测量指尖血，记录数值结果，并根据国际遵循的 ISO15197：2013 标准，与静脉血血糖数值结果作对比。

◆ 如果静脉血血糖的测试值＜5.5mmol/L，血糖仪的允许误差是±0.83mmol/L。

◆ 如果静脉血血糖的测试值≥5.5mmol/L，血糖仪的允许误差是±15%。

血糖仪出问题了怎么处理

血糖仪没电了：自行购买与之匹配的电池更换即可，有些血糖仪具有充电功能，可连接电源线进行充电。

血糖仪坏了：可以联系该品牌血糖仪官方售后维修服务部进行维修。

血糖仪已经停产：如果无法获取维修，建议更换新的血糖仪。

关于动态血糖监测的那些事儿

给不用扎针的血糖监测点个赞

让糖友免受指尖采血"痛苦"的动态血糖监测（CGM）已成为传统血糖监测方法的有效补充，并在临床上得到推广和应用。

动态血糖监测是指通过葡萄糖感应器，连续监测皮下组织间液葡萄糖浓度的技术，可提供连续、全面、可靠的全天血糖信息，了解血糖波动的趋势和特点。国内外临床研究表明，CGM 具有较好的准确性和安全性。

CGM 分为回顾性 CGM 和实时 CGM 两种。与传统监测方法相比，CGM 主要的优势在于能发现不易被传统监测方法所探测到的隐匿性高血糖和低血糖，尤其是餐后高血糖和夜间无症状性低血糖。

无创葡萄糖监测设备包括采用近红外、红外、拉曼等光谱技术，经皮透析技术，基于代谢热及多参数算法技术，以夹手指、夹耳垂等检测方式获取人体内葡萄糖结果。然而，只有少数仪器获得上市许可，糖友购买时需要特别注意。

无创葡萄糖监测系统的准确度及血糖数值的延迟性是临床应用面临的最大挑战。

动态血糖监测的"人以群分"

动态血糖监测分为回顾性动态和实时动态两种，分别针对不同病情进行监测，可对监测群体精准细分。

回顾性动态血糖监测：在使用结束后才能获得监测结果，由于是"盲测"，不能随时看到结果，因此更能客观地发现血糖波动的规律，得到干预治疗方案真正的实际效果。主要适用于以下情况。

◆ 1型糖尿病患者。

◆ 需要胰岛素强化治疗的2型糖尿病患者。

◆ 自我血糖监测并使用降糖药治疗的2型糖尿病患者，仍出现下列情况之一的。

无法解释的严重低血糖或反复低血糖、无症状性低血糖、夜间低血糖。

无法解释的高血糖，特别是空腹高血糖。

血糖波动大。

出于对低血糖的恐惧，刻意保持高血糖状态的。

◆ 有妊娠糖尿病的孕妇，糖尿病合并妊娠的糖友。

◆ 围手术期胰岛素治疗的糖友。

◆ 教育需求，需要通过了解饮食、运动、饮酒、应激、睡眠、降糖药等导致的血糖变化，以及改变生活方式的糖友。

◆ 其他特殊情况，如合并胃轻瘫、特殊类型糖尿病、伴有血糖变化的内分泌疾病等。

◆ 非内分泌科医师推荐使用。

实时动态血糖监测：是在提供即时葡萄糖信息的同时，还能提供高血糖、低血糖报警、预警功能，协助进行即时血糖调节。主要适用于以下情况。

◆ HbA1c＜7%的儿童和1型糖尿病青少年，可辅助HbA1c水平持续达标，且不增加低血糖发生风险。

◆ HbA1c ≥ 7% 的儿童和 1 型糖尿病青少年中，有能力每日使用和操作仪器者。

◆ 有能力日常使用的 1 型糖尿病成人患者。

◆ 非重症监护室使用胰岛素治疗的住院 2 型糖尿病患者，可以减少血糖波动，使血糖更快、更平稳达标，同时不增加低血糖风险。

◆ 围手术期的 2 型糖尿病患者，可帮助其更好地控制血糖。

动态血糖监测准确吗

动态血糖监测的原理是通过皮下植入葡萄糖感应器（通常也叫传感器或探头），它是由半透膜、葡萄糖氧化酶和微电极组成（早期动态血糖监测仪中配有探针），与皮下组织间液中的葡萄糖发生化学反应产生电信号。记录器每 5~10 秒接受 1 次电信号，每 5 分钟将获得的平均值转换成血糖值储存起来，每天可储存 288 个血糖值，因此 CGM 技术监测到的血糖值是组织间液葡萄糖值，而非血浆或血清中的葡萄糖浓度。组织间液葡萄糖水平较血浆葡萄糖水平滞后，一般滞后 4~10 分钟，特别是血糖急剧变化的时候。

使用 CGM 期间每日至少须输入 4 次指尖血的血糖值进行校正。其最佳准确度可通过每日匹配的 CGM 测定值和指尖血的血糖值进行判断。

因此，CGM 与传统血糖监测方法联合使用，是全面并及时了解血糖水平的最佳方法。

糖友使用 72 小时动态血糖监测仪，紧张怎么办

动态血糖监测是一种新的监测方法，好处很多，但很多人由于不了解，对使用植入式设备感到紧张。但其实动态血糖监测科学并安全，它可提供连续、全面、可靠的全天血糖信息，了解血糖波动趋势。同时能发现不易被传统监测方法检测到的高血糖和低血糖，尤其是餐后高血糖和夜间无症状低血糖。为糖尿病治疗、糖尿病教育提供依据。

且植入葡萄糖传感器时糖友仅有轻微痛感，之后基本没有不适感，完全不影响日常生活。

使用动态血糖监测仪时，糖友会感觉很疼吗

早期的动态血糖监测仪需要将传感器植入糖友体内，植入后须手动拔出引导针，所以有一定的痛感。现在的动态血糖监测传感器可通过发射器植入，且植入皮下的柔性探头像头发丝一样纤细柔软，既不会出血，糖友也基本没有痛感。

如果植入传感器后糖友有轻度断续刺痛，很可能是传感器未正确植入皮下，脱出皮肤刺激所致，需要取出传感器重新植入。

使用动态血糖监测仪影响糖友的正常生活吗

动态血糖监测方法很简单，在腹部或上臂后方的皮下植入一枚很小的传感器，操作创口非常小，传感器轻便小巧，对糖友的日常生活基本没有影响，如吃饭、睡觉、做家务、运动、开会上班。但不良睡姿（如压迫到传感器）可能会影响夜间葡萄糖读数异常，须提醒

糖友在使用期间尽量避免压迫传感器。

受"影响"的反而是糖友在可视化血糖曲线的指引下，在动态血糖监测仪下帮助测出未警觉的高血糖和低血糖，生活变得更自由，更无忧，更安心。

植入上臂的血糖仪探头会影响舒适度吗

动态血糖监测探头植入深度仅有数毫米，留在皮下的柔性电极像头发丝一样纤细柔软，传感器尺寸也仅有纽扣大小。所以大多数人在植入动态血糖监测探头时几乎没有任何异物感，完全意识不到上臂有传感器的存在，舒适度确实很高。

但由于不同皮肤的脂肪分布不同，或植入部位选择不当，有少部分人植入后会有异物感。

植入动态血糖监测仪传感器的上臂能正常活动吗

无异物感，舒适度很高，植入动态血糖监测仪传感器的上臂当然可以随心所欲地正常活动。

但应避免剧烈运动、大量出汗、外力撞击，以免敷贴脱离，传感器脱落。

监测仪扫描时，糖友须脱衣服吗

扫描监测仪可以隔着衣服进行扫描。

扫描式葡萄糖监测系统，主要是通过传感器探头中葡萄糖氧化酶与组织间液葡萄糖分子发生反应，产生电信号，经过算法处理，转化为葡萄糖浓度，数据储存在传感器内，扫描仪只要在距离传感器探头 7 厘米内即可获取数据，4 厘米内最佳。

糖友戴着传感器敷贴可以洗澡吗

瞬感的传感器敷贴防水级别为 IPX7，防水效果很好，可以直接洗澡，也可在水下 1 米以内游泳 30 分钟。

但有些品牌的传感器敷贴在糖友洗澡时，探头须使用防水贴，具体需要查看说明书即可。

日常生活中必须"机不离身"吗

不需要时时佩戴血糖仪，但需要至少每 8 小时扫描 1 次。

传感器可以储存长达 8 小时的葡萄糖数据，超过 8 小时就不扫描了，其间数据会丢失。

部分品牌、型号开发了匹配的移动应用程序（App），可以使用智能手机下载 App 替代扫描仪。

探头受到温度影响，会"牵连"血糖监测结果吗

血糖监测结果会受影响，**动态血糖监测的"软肋"是探头。**

探头的保存温度是 2~10℃，超出这个范围，都会导致探头失效或严重影响血糖监测结果的准确性。

从冰箱取出的探头，为恢复葡萄糖氧化酶的活性，在室温至少放置10 分钟才可使用。

适当延长探头在常温下放置的时间，有助于保证探头正常发挥功效，减少故障报警的发生。

传感器敷贴多久更换 1 次

不同品牌的传感器敷贴有效期不同，一般是 7 天、10 天、14 天不等。

传感器敷贴有效期一般为 7~14 天，超过有效期后即失效，不可重复使用。

如何防止传感器敷贴松动移位

植入时绷紧植入部位的皮肤，将传感器敷贴放在植入部位，用力按下传感器敷贴，轻轻按压传感器周围的粘贴片，确保传感器粘贴牢固。

提高传感器连接皮肤处的稳固性（传感器在清洁的皮肤上稳固性最好）。使用前清洁皮肤（用肥皂），再用酒精棉片擦拭、晾干，并可用透明敷贴来加强探头与皮肤接触的稳固性，但须注意透明敷贴不能紧贴皮肤，以免压迫探头，造成探针移位。

糖友对敷贴过敏，如何固定探头和传感器

如果对敷贴过敏，可使用臂带将探头或传感器固定在手臂上。

可选用棉质或者尼龙搭扣臂带，棉布材料透气性能强，可增加舒适

性，尼龙搭扣方便使用，可以满足不同臂围的需求。

携带动态血糖监测仪期间有哪些注意事项

植入传感器时手臂自然下垂，助针器要垂直压紧皮肤，植入后等 5 秒钟再拿开助针器，轻压探头使其粘牢。

植入完毕，探头需要与周围组织间液充分浸润，达到葡萄糖平衡，因此机器需要 60 分钟的激活时间。机器运行的第一个 24 小时，数值可能偏低，与探头仍在慢慢适应机体的葡萄糖浓度有关。

使用动态血糖监测仪期间，需要至少每 8 小时扫描 1 次，超过 8 小时期间数据会丢失。不必刻意减少食量或加大运动量，保持日常生活即可。这样结果更客观真实，更具指导意义。

真实记录日常生活，包括进餐、用药、运动及出现低血糖的时间等。出现身体状况与动态监测血糖数值不符合时，须检测指尖血的血糖进行确认。如动态监测显示低血糖时，也须检测指尖血的血糖，确认后再进行纠正。

使用动态血糖监测仪期间，糖友要远离强磁场，不能进行磁共振成像（MRI）以及 X 线、CT 等影像学检查以防干扰。经常检查植入点是否变红、出血、出现疼痛、压痛以及肿胀，尤其是在睡觉前后。

使用动态血糖监测仪期间，可自行加药、加餐吗

自行调整用餐——支持

动态血糖监测反映了血糖波动变化的完整状况，并实时提供高血糖、

低血糖报警、预警。因此，根据血糖变化指导，调整生活方式，及时纠错，非常必要。如出现低血糖趋势时，予以加餐纠正。

自行调整用药——不支持

切勿自行调整用药，如果检测到血糖控制不佳，须由医生指导调整用药方案。

使用动态血糖监测仪，为什么还要采指尖血检测血糖

动态血糖监测和采指尖血检测血糖结合使用，有助于临床进行安全有效的血糖管理。

目前大多数动态血糖监测要求每日至少进行 1~4 次的指尖血血糖测量进行校准。瞬感扫描式葡萄糖监测，虽不需要多次指尖血血糖测量校准，但在一些特殊情况下（如严重低血糖、血糖急剧变化、身体感觉和读数不相符等），还须测量指尖血血糖进行对比确认。

"稳重"的回顾式动态血糖监测

动态血糖监测（CGM）分为回顾性 CGM 和实时 CGM 两种。

回顾性动态血糖监测系统，在使用结束后才能获得监测结果。

由于回顾性 CGM 相当于"盲测"，不能随时看到结果，反而更能客观反映血糖波动变化的规律，了解血糖波动的原因，得到干预治疗方案真正的实际效果。

另外，在使用实时动态血糖监测仪时，易产生紧张焦虑的糖友，也

建议采用回顾性动态血糖监测。

动态血糖监测，如何读取血糖图谱

动态血糖监测一般都有两种报告系统。

第一种是通过动态血糖监测仪液晶屏幕上，直接读取的简要报告。这种报告适用于实时血糖判读和治疗调整。

第二种是通过软件下载详细报告。下载安装软件，用数据线连接电脑和扫描仪，启动报告系统后，即可生成并保存为一份详细的动态葡萄糖报告图谱（AGP），通常被称为动态血糖图谱。有些动态血糖监测也可以使用智能手机配合相应的客户端 App 查看。

血糖图谱如何"助力"饮食

一天之计在于"记"

使用动态血糖监测期间，每天准确记录进餐时间、饮食种类及摄入量，运动时间、类型及运动量，结合每日动态血糖图谱，发现饮食、运动与血糖变化的规律，判断饮食及运动的合理性。

一餐之计在于"观"

进餐后，随时观察不同食物带来的血糖变化趋势，包括餐后血糖上升速度、餐后血糖峰值等。发现自身对不同食物的个体化餐后血糖反应，可精准掌握适合自身的饮食摄入量和搭配结构。

如果餐后血糖上升速度过快，说明这餐食物的血糖指数偏高，分析是否为主食过于精细、淀粉糊化程度过高，还是进食了含碳水化合物量较高的食物等。

如果餐后血糖峰值较高，或高血糖持续时间较长，分析是否为总能量摄入过量或油脂摄入过多。

此外，使用动态血糖监测期间，摄入鼓励尝试的食物后，通过观察摄入不同饮食后的血糖变化曲线，掌握饮食与血糖变化的规律。

关于糖化血红蛋白（HbA1c）那些事儿

不可忽视的糖化血红蛋白检测

糖尿病慢性并发症的风险与糖化血红蛋白水平的高低密切相关。血糖越正常，糖化血红蛋白就越正常，并发症的风险就越低。因此，糖化血红蛋白水平的长期稳定，对减少糖尿病慢性并发症非常重要。

另外，糖化血红蛋白反映的是过去 2~3 个月的平均血糖水平，也是评价长期血糖控制的最佳指标，是指导临床调整治疗方案的重要依据。

通常每 3 个月检测 1 次糖化血红蛋白，一旦达到治疗目标可每 6 个月检查 1 次，采血时间随意，无须空腹。

糖化血红蛋白检测和常规血糖监测，一个都不能少

糖化血红蛋白反映的是过去 2~3 个月的平均血糖水平，与糖尿病微血管、大血管病变密切相关，目前认为是反映糖尿病长期血糖控制的金标准。糖化血红蛋白反映的是平均血糖，对监测血糖是否波动及波动的幅度"无能为力"，即不能及时发现低血糖和高血糖。

此外，贫血、严重的高胆红素血症、严重的高甘油三酯血症、妊娠以及一些药物，都会影响糖化血红蛋白检测的准确性，可用血糖、

糖化白蛋白等指标综合评价血糖控制状况。

常规血糖监测是日常血糖管理中最基础、最有效的手段，反映实时血糖水平，评估饮食、运动、用药等对血糖的影响，有助于提高治疗的有效性、安全性，改善生活质量。但血糖监测容易受饮食、运动、情绪、压力、药物、测量的手法和技术等各种因素的影响。它的优点是可以发现低血糖，缺点是不能反映全天血糖水平。

血糖测量（时间点）和糖化血红蛋白测量（时间段）互为补充，协同作战，缺一不可。

糖友的糖化血红蛋白接近正常，"悬着的心"仍不可放

"悬着的心"暂时不能放下，主要原因是新的降血糖理念强调控制血糖与稳定血糖同等重要。即便糖化血红蛋白接近正常，也只是反映总体血糖控制良好，对低血糖风险及血糖波动的控制，即稳定血糖，却没有帮助。

血糖波动（即血糖忽高忽低）是糖尿病治疗的难点，波动幅度越大，慢性并发症的发生率就越高，糖友的预后也就越差。

因此，糖友一方面要控制糖化血红蛋白达标，一方面尽量减少血糖波动。

4 种血糖监测方法

动态血糖监测、指尖血血糖测量、静脉血血糖检测，糖化血红蛋白测定相互配合使用，是临床血糖数据真实有效的得力帮手。

动态血糖监测：提供全天候血糖信息（时间段），了解血糖波动趋势。尤其能发现不易被检测到的高血糖和低血糖。

指尖血血糖测量：通过监测毛细血管血的血糖，了解实时（时间点）血糖水平，自行操作最便宜。

静脉血血糖检测：通过监测静脉血的血浆葡萄糖，掌握当时（时间点）血糖水平，真实性最可靠。

糖化血红蛋白测定：反映过去 2~3 个月的平均血糖水平（时间段），但不能显示血糖波动变化。

4 种监测方式可互助互利，如动态血糖监测都需要配合指尖血血糖测量进行校准；指尖血血糖数值需静脉血血糖监测予以确认等。

五 | **用药篇**

"五驾马车"是糖尿病综合性管理总原则，包括饮食、运动、药物、血糖监测、糖尿病知识教育 5 方面。

如果通过运动和饮食不能很好地控制血糖，一路望"糖"兴叹，那么降糖药就该登场了。

降糖药都有哪些呢？口服类和注射类哪个更有效？又怎么使用最为科学？是不是越贵，药就越好？使用了降糖药，是不是就可以敞开胃口，开怀畅饮了呢？下面将对这些问题一一作答。

口服降糖药全攻略

降糖药的服用原则

林林总总的降糖药，糖友该如何选择、怎样服用？总体需要把握以下原则。

知己知彼——服用降糖药之前，需了解药物特性。

正确对待——了解服用时间（餐前？餐中？还是餐后？），知道服用方法（1日1次？还是1日多次？）。

未雨绸缪——掌握药物常见的不良反应及应对方法。

查漏补缺——注意药物的补服原则，不是所有药物漏吃都需要尽快补服，应根据药物种类，合理补服。

如何选择降糖药

每种降糖药物都有优缺点，选择降糖药时需要结合自己病情等实际情况，要点如下：

首先，不要盲目跟风，一种降糖药别人用了效果好，不一定适合自己。

其次，要辩证地看降糖效果，强效降糖药如磺胺类虽然降糖幅度大，但服用后发生低血糖风险高；有些降糖药虽然作用和缓，但适合低血糖风险高的人群。此外，服用降糖药还要考虑保护心血管、肾脏。

总之，选择适合自己的才是最好的，积极反馈，多听医生的专业建议。

"我"现在吃的降糖药应该什么时候吃

依据降糖药作用机制的不同，降糖药服用时间不尽相同。

餐前、餐中、餐后均可服用的药物有：双胍类（如二甲双胍、二甲双胍缓释片）、噻唑烷二酮类（如吡格列酮、罗格列酮）、二肽基肽酶4（DDP-4）抑制剂（如西格列汀、维格列汀）、钠-葡萄糖协同转运蛋白-2（SGLT-2）抑制剂（如达格列净、恩格列净）。

随第一口主食，餐中服用的药物有：α-葡萄糖苷酶抑制剂（如阿卡波糖）。

餐前服用的药物有：磺胺类胰岛素促泌剂（如格列苯脲、格列喹酮）、非磺胺类胰岛素促泌剂（如瑞格列奈、那格列奈）。

糖友餐前发生低血糖，还须服用降糖药吗

首先要及时纠正低血糖。接下来，找到发生低血糖的原因，是饮食量不足？运动量过大？还是药物因素？是否继续服药，视低血糖的诱因而定。

如果是饮食和运动因素，在低血糖纠正后，应继续服用降糖药物，否则餐后血糖会升高。对于不明原因的低血糖，建议咨询医生。

合并肝功能受损的糖友可以服用降糖药吗

可以服用。

降糖药种类多样，有的是通过肾脏代谢，有的通过肝脏代谢。所以当肝功能受损时，可以选择服用不经肝脏代谢的降糖药，如达格列净、二甲双胍等。

降糖药对肾功能有影响吗

不通过肾脏代谢的降糖药，对肾功能没有影响。

即使降糖药通过肾脏代谢，也不用过于担心。因为，并不是说通过肾脏代谢的药物就会影响肾功能。但有些通过肾脏代谢的药物，在肾功能不全时不建议服用，是因为肾功能不全，会导致降糖药在体内蓄积，影响血糖控制。

老年人可以长期服用降糖药吗

可以长期服用，大部分降糖药对肝肾损伤并不会产生明显影响。

但须注意，老年人在制定药物降糖方案时，要参考自身血糖情况、胰岛细胞功能、肝肾功能，以及其他并发症。

刚刚确诊糖尿病，是否就可以服用降糖药了

不一定。

新确诊的糖友，须根据自身胰岛细胞功能、糖尿病分型以及并发症等因素，咨询医生，制定治疗方案。糖尿病治疗除药物外，还包括饮食、运动、血糖监测、接受糖尿病相关教育等。如果您很幸运通过减重、控制饮食、合理运动等生活方式改变就能把血糖控制在合理范围内，就没必要加用药物了。以上都需要咨询医生后确定。

糖友的血糖控制已达标，还需要继续服药吗

大多数血糖控制达标的糖友需要继续服用降糖药。个别情况在咨询医生后可停药，不建议盲目停药。

多数情况下是糖友服用降糖药后血糖控制在正常范围内了，可一旦停药，血糖便会异常增高。所以即使血糖达标了也要继续服药。

糖友贪吃后需要加量服用降糖药吗

建议不要随意加量。

降糖药种类很多，有降低餐后血糖的，有降低空腹血糖的，随意调整药量，会造成血糖波动，而且不同种类食物对血糖影响也不相同。

如果蔬菜吃多了，不必担心。多数蔬菜对血糖的影响微乎其微。

如果主食吃多了（主食主要影响餐后血糖），同时糖友也正服用阿卡波糖，那么可以适当增加阿卡波糖药量，但也要谨遵医嘱。

肉蛋类主要影响下一餐的餐前血糖，油脂、坚果等升高血糖作用相对缓慢，因此，是否增加药量，除了参考服用药物种类，还要考虑食物种类和食物量。此间关系相对复杂，不建议自行加量。

糖友服药后发生低血糖，还需要继续服用吗

除了药物外，不规律进餐、运动量过大等因素都可能会导致低血糖的发生。

此时，首先分析低血糖发生的原因是否与服药有关。如果饮食规律，没有剧烈运动，在服用降糖药后仍发生低血糖，建议暂时停药，尽快就诊，咨询医生重新调整治疗方案。

长期服用降糖药，会产生抗药性吗

不会。

随着糖尿病病程进展，胰岛功能每况愈下，药物的降糖效果也随之减弱。这时，就需要多种降糖药联合使用，或者联合胰岛素治疗，才能达到理想的血糖控制效果。

降糖药不会产生抗药性，无须过度担忧。

注射胰岛素为何还需服用二甲双胍

二甲双胍可以通过减少肝脏葡萄糖输出，减轻胰岛素抵抗。因此，它配合胰岛素使用，胰岛素的用量可相应减少，降低低血糖发生的风险。

为什么服用二甲双胍后会出现腹泻

二甲双胍在发挥降血糖作用过程中，会打开钙离子通道，使钙离子内流，而钙离子的增多，会引发恶心、呕吐、腹泻等胃肠道症状。

如果症状轻微，不影响生活，可暂时不处理，继续服用一段时间后，症状会逐渐减轻。如果一段时间后仍然不耐受，可咨询专科医生更换治疗方案。

糖友服用二甲双胍后体重下降明显，是否继续服用

部分糖友服用后会出现食欲减退、恶心、呕吐等胃肠道反应，食欲降低从而进一步减少葡萄糖摄入，如果体重明显下降，但胃肠道反应并未影响日常生活，身体也没有营养不良表现，可继续服用。反之，则停药咨询专科医生。

二甲双胍缓释片和二甲双胍的区别

二甲双胍：服用后，药效释放速度较快。

二甲双胍缓释片：服用后，药效释放速度较慢，持续时间相对较长，因此每天只需要服用 1~2 次，不良反应相对较轻。

合并肾病的糖友可以服用格列喹酮片（糖适平）吗

格列喹酮片的代谢产物是经胆道从粪便排出体外，不经过肾脏。

因此，合并肾病的糖友，如果肾功能轻度异常，可以服用该药物。

但肾功能严重异常者，不建议服用该药。

餐后 1 小时可以服用瑞格列奈（诺和龙）吗

不可以服用。

餐后 1 小时左右，血糖达到高峰后逐渐下降，此时身体胰岛素的需求量会随血糖的下降而减少。而瑞格列奈是非磺胺类促泌剂，服用 30 分钟内，促进胰岛素分泌的效果明显，此时服用瑞格列奈，就会导致胰岛素分泌量过量，从而可能引发低血糖。

通常在餐前 15 分钟内服用本药，服用时间也可掌握在餐前 0~30 分钟内（如一日 2、3、4 餐前）。

糖友服用阿卡波糖（拜糖平）发生低血糖，应怎么处理

日常食物中的糖分，多以淀粉或蔗糖等多糖的形式存在，而这些多糖需要在糖苷酶的作用下转化为葡萄糖才可以被人体吸收利用。

而阿卡波糖就是 α - 葡萄糖苷酶抑制剂。它的药用原理是通过抑制糖苷酶活性，降低多糖转变为葡萄糖的速度，使肠道吸收葡萄糖速度变慢，从而降低血糖。也就是说，长期服用阿卡波糖的糖友，体内多糖类食物转化成葡萄糖的速度会变慢。

因此，当糖友发生低血糖时，首选进食人体小肠吸收最快的单糖——葡萄糖，及时纠正血糖，以免发生危险。不建议食用饼干、馒头、面包等碳水化合物含量较高的食品，也不建议服用以蔗糖为主的白糖水，因为它们都属于多糖类食物。

为什么糖友服用阿卡波糖后排气增加

大部分食物以多糖形式存在，多糖在糖苷酶作用下转变为葡萄糖，才能被人体吸收利用。

阿卡波糖为 α－葡萄糖苷酶抑制剂。服用阿卡波糖后，糖苷酶被抑制，无法正常发挥作用，导致肠道中多糖数量增加。多糖大量滞留肠道，使得肠道内益生菌增量繁殖，因菌群代谢过程中会产生气体，因此会有排气现象。

所以服用阿卡波糖后，排气会增加。

怎样服用阿卡波糖效果好

阿卡波糖主要降低餐后血糖，随第一口主食嚼服效果最好。

胃肠不好的糖友能服用阿卡波糖吗

可以，而且比较友好。

服用阿卡波糖后，会延缓碳水化合物在小肠的吸收，而肠道内停留的碳水化合物又会促进肠内乳酸杆菌、双歧杆菌等有益菌的增殖，抑制有害菌。

因此，服用阿卡波糖，对肠道健康是有益的，不仅能预防便秘，还可降低肠道癌症的发生率。

在服药时间上，阿卡波糖和瑞格列奈有何区别

阿卡波糖主要作用是抑制碳水化合物在小肠重吸收，须随第一口主食同时嚼服。

瑞格列奈主要作用是促进胰岛素分泌，须在餐前服用。

西格列汀对控制血糖有何优势

西格列汀是二肽基肽酶 4 抑制剂，当血糖浓度升高时，西格列汀可促进胰岛素分泌，抑制胰高血糖素分泌，从而达到降血糖的作用。

当血糖浓度降低时，它不会促进胰岛素分泌，减少了低血糖的发生风险。且不良反应较少。

为什么糖友服用达格列净要多喝水

达格列净是一种 SGLT-2 抑制剂，主要通过促进尿液中的葡萄糖排出，改善血糖浓度，从而达到降血糖目的。

大量葡萄糖从尿道排出，可能会引发泌尿系统感染，因此建议多喝水，冲刷尿道，预防感染。

更多口服降糖药知识，扫描二维码观看视频

必须了解的注射降糖药

胰岛素，哪家强

临床上，胰岛素品牌种类繁多，作用特点也不尽相同，没有最好的，只有最合适的。

胰岛素的注射部位有讲究吗

胰岛素的"地盘意识很强"，所以注射的区域要精准到位。

可注射区域

胰岛素注射的主要"地盘"在腹部。将拳头放至肚脐上，除拳头覆盖地方不能注射外，其他看得见的、摸不到骨头的区域都可注射。

除了腹部，上臂外侧的"拜拜肉"也可注射，但要注意避开三角肌，因为注射在肌肉上的胰岛素，吸收速度会变快，低血糖风险随之增加。

大腿外侧和臀部，也可注射胰岛素。

不可注射区域

腹部的肚脐周围 2.5 厘米以内不可注射。简单来说，就是拳头放在肚脐上，拳头覆盖的地方不能注射，因为此区域血管神经丰富。

腹部因手术留下瘢痕的区域，注射时要避开。

糖友注射胰岛素会成瘾吗

注射胰岛素不会成瘾。

胰岛素是胰岛 β 细胞分泌的人体内唯一的一种降血糖的激素。当人体内胰岛素不分泌或者分泌不足时，就会导致血糖异常，也就是我们常说的糖尿病。而糖友现在注射的胰岛素可以说是在补充外源性胰岛素，它虽说是一种药，但它的作用与我们人体自行分泌的胰岛素无异。

随着基因工程的发展，目前大部分临床使用的胰岛素都是通过基因工程制作的，这种人工合成的胰岛素更符合人体胰岛素的分泌特点。

所以，注射胰岛素不会成瘾，但也不必一直使用，可根据糖尿病分型、胰岛细胞功能、肾功能及既往病史等多种因素，来判定是否需要长期使用胰岛素。

有口服胰岛素吗

目前国内尚无口服胰岛素剂型。因为胰岛素属于蛋白质，在胃内会被胃蛋白酶分解，达不到降糖作用，所以胰岛素不能口服。国外有一些研究，还不成熟，未来有可能实现。

孕妇注射胰岛素会影响胎儿吗

胰岛素是大分子蛋白，不会通过胎盘传给胎儿，不影响胎儿发育。

然而高血糖会影响胎儿，可能会导致羊水过多、巨大儿、出生后低血糖、急产等风险，因此孕期如果出现血糖异常，须及时就诊，合理使用胰岛素，密切监测血糖。

糖友可自行调整胰岛素注射剂量吗

如果是空腹血糖升高，首先要考虑长效胰岛素用量是否合理。因为长效胰岛素如甘精胰岛素、地特胰岛素、德谷胰岛素等主要控制空腹血糖。有 2 种情况。

第一种是长效胰岛素用量不足可导致空腹血糖升高。

第二种是长效胰岛素用量过多导致夜间低血糖后，刺激了胰高血糖素分泌增多，从而导致空腹血糖升高。

所以，如果空腹血糖升高，不能盲目增加长效胰岛素用量，应先监测夜间血糖变化情况，如果夜间没有发生低血糖，可以酌情增加长效胰岛素用量。餐后血糖的影响因素，除药物外还与饮食量、活动量等相关，使用胰岛素期间应尽量定时定量进餐，如果血糖仍居高不下，建议咨询医生，调整降糖方案。

总之，建议有经验的糖友在 2 个单位（U）左右自己微调，新手不建议自行调量，调量一定要做好血糖监测。

不同种类的胰岛素可以混用吗

不可以混用。

不同种类胰岛素的注射时间和注射剂量都不一样。例如门冬胰岛素和门冬胰岛素 30，名字虽相近，功效却完全不同。

门冬胰岛素是速效胰岛素，餐前注射，主要降低餐后血糖，一般一天 3 次。

门冬胰岛素 30 则是预混胰岛素，是由 30% 门冬胰岛素和 70% 中效胰岛素组成，一般在早餐和晚餐前 10 分钟各注射 1 次。

如果 2 种胰岛素弄混用错，将造成血糖波动。所以，不可在家随意混用不同种类的胰岛素，必要时咨询专科医生。

糖友的血糖正常后，还需要继续注射胰岛素吗

如果是短期强化治疗，血糖控制好后可以停用，改为口服降糖药；有部分新诊断糖友短期强化治疗后可以暂时采用生活方式干预。如果一直是在胰岛素的帮助下维持血糖正常的患者，血糖正常后，还需要继续注射胰岛素。

为保血糖持续稳定，不可随意停用胰岛素。

治疗糖尿病，服用降糖药还是注射胰岛素

确诊糖尿病后，有的糖友几年了都一直吃降糖药控制血糖，有的却刚发现就进行胰岛素注射治疗，无论吃药还是注射，都和病情、疾病类型的严重度、患病时间长短没有关联，糖友本身情况是关键。

当口服降糖药能有效控制血糖时，不需要注射胰岛素。

需要注射胰岛素治疗的包括：胰岛素细胞功能较差，不能分泌胰岛素，口服降糖药不能很好地控制血糖；因为肝肾功能损伤等原因不

能服用口服降糖药；1型糖尿病（蜜月期除外）。此处蜜月期是指1型糖尿病患者，尤其是少年儿童患者在发病早期并接受胰岛素充分治疗数周或数月内，进入典型的临床缓解期，在这段时间内，患者胰岛功能部分或完全恢复，尚能维持正常糖代谢，临床症状明显好转，患者使用很小量胰岛素治疗，甚至完全停用胰岛素，其血糖水平也能维持在接近正常或正常范围内。

糖友肚子太瘦，注射胰岛素时会不会扎到内脏

多虑了。

注射胰岛素用的针头都很短，最短的只有4毫米，加之内脏被周围的肌肉、脂肪、皮肤由内到外层层包裹，扎到内脏的可能性并不大，无须过度担忧。

预混胰岛素，一定要摇匀后使用吗

大多数预混胰岛素使用前都须摇匀、德谷门冬双胰岛素除外。

预混胰岛素是速效或者短效胰岛素和中效胰岛素混合在一起，如果不摇匀，注射进体内的胰岛素配比会发生变化导致血糖波动。胰岛素笔芯中的胰岛素比例也会发生改变，不利于血糖控制。

糖友1天注射30个单位胰岛素，是不是剂量太大了

胰岛素注射剂量与糖友的胰岛功能、身高、体重及对胰岛素敏感性等多种因素相关密切。只要遵医嘱，1天注射30个单位胰岛素剂量

也是合理，重要的是能有效控制血糖。

胰岛素 1 天注射 2 针和注射 4 针，有何不同

胰岛素 1 天注射 2 针和 4 针，是治疗糖尿病的两种不同方案。方案不同，注射胰岛素的种类和剂量也不同。1 天 2 针的预混胰岛素治疗，对于饮食时间和饮食量要求严格，控制血糖的难度较大，适合于胰岛功能较好的患者。1 天 4 针的胰岛素更接近人体生理分泌的胰岛素，但注射次数多，容易给患者带来不便。

如果觉得 1 天注射 4 针给日常生活带来诸多不便，也可调整为 1 天 2 针方案，调整前再咨询一下专科医生的具体意见。

糖友在早餐前忘注射预混胰岛素了，午餐前需要补充注射吗

如果早餐前忘注射了，午餐前需要根据餐食摄入热量或碳水化合物量补充注射。

预混胰岛素是速效或短效和中效或长效按一定比例混合在一起的胰岛素，一般 1 天注射 1~2 次。由于预混胰岛素中，中长效胰岛素的持续作用时间较长，补充注射的胰岛素会与晚餐前注射的胰岛素叠加，造成晚餐后血糖或夜间血糖降低，所以，补充注射后要注意监测晚餐后及夜间血糖变化。

注射短效胰岛素和长效胰岛素，可以共用 1 支胰岛素笔吗

如果是同一品牌、都适用笔芯的话，可以替换，但不太方便，建议患者备 2 支笔。

注射胰岛素，为什么消毒用酒精不用含碘消毒剂

胰岛素是蛋白质类物质，含碘消毒制剂会使胰岛素变性，影响效果。酒精挥发速度快，消毒后不残留皮肤，不会破坏胰岛素。

所以注射胰岛素前用酒精消毒。

推胰岛素的时候有点儿疼，是什么原因

推胰岛素时候有点儿疼，可能存在以下原因：

- ◆ 与酒精未完全待干有关。
- ◆ 与刺到神经末梢有关。
- ◆ 也可能与药量较大，药液会在皮下组织中扩散有关。
- ◆ 尝试待酒精晾干后注射、避开毛发根部注射、剂量较大时拆分成 2 针注射等方法，也许疼痛感就减轻了。

胰岛素注射的部位为何会出现青紫

出现青紫是因为针头触碰到皮下组织的毛细血管，血液渗到皮下组织造成的。

出现青紫不会影响胰岛素效果，发生这种状况也无须担心，下次注射时更换注射部位即可。

哪种针头最好用

针头越细，对糖友损伤越小，舒适感越高的针头最好用。

目前市场上胰岛素注射针头种类繁多，它们的主要区别在于长短及

粗细的不同。常见针头长度为 4~8 毫米不等。

推荐使用 4 毫米的针头，因为 4 毫米针头可以减少肌肉注射风险从而降低低血糖风险。针头粗细用 G 表示，数值越大，针头越细。

针头必须打一次换一个吗

是的，胰岛素注射针头，用一次换一个。

使用过 1 次的针头，肉眼看起来和新的并无差别，但在显微镜下，就能看到针尖和针头管壁的倒钩。如果重复使用，会增加疼痛感、加大感染风险、增大断针概率，还会增加皮下脂肪增生的发生率。

注射胰岛素时直着进针有点疼，可以斜着进针吗

进针角度要根据针头长短来判断。

如果选择 4~8 毫米的针头，注射时都是垂直进针的。因为斜着进针，进针的长度不足以将胰岛素注射到皮下组织，会导致药物剂量不准确。并且，斜着进针并不能减轻疼痛感。

注射胰岛素时一定要捏皮吗

如果选择 4~5 毫米针头，无须捏皮，可以垂直进针。

捏起皮肤注射的风险在于，可能会将肌肉一同捏起，而注射在肌肉上的胰岛素，吸收速度会变快，从而增加低血糖风险。

如果使用 6 毫米以上针头时，就需要先捏皮，再 45°进针注射。

胰岛素注射的针头用后需要消毒吗

针头应一次性使用，打完胰岛素，需要把针头取下，丢弃在锐器桶或带盖桶内包裹处理，用完后不需要消毒，以免刺伤自己。

不能将针头留在胰岛素笔中，这样会使药液与空气相通，污染药液。而且针头中的液体结晶，会阻塞针头造成注射剂量不准确。

胰岛素注射部位出现硬结、变大是何因

造成注射部位出现硬结、变大，是发生了脂肪增生，发生的原因很多。

注射部位重复：胰岛素有促进合成的作用，长期反复在同一部位注射可能会引起皮下脂肪增生，脂肪增生会影响胰岛素吸收，从而使注射部位会变大、变硬。

重复使用针头：针头的重复使用，不仅会增加疼痛感、增加感染风险、增加断针概率，还会增加皮下脂肪增生的发生率。

注射部位消毒不严格：如果出现了像疙瘩一样的硬结，也不必紧张。轮换注射部位，并注意严格消毒，一段时间后，疙瘩大多会自然消失。

注射胰岛素后注射部位有硬包，一会儿又消失了，是怎么回事

有可能是进针深度不够，药液没有注射到皮下组织，只停留在皮肤中，就像做皮试那样。

注射胰岛素后出血是何因

出血是针头在注射时碰到毛细血管床所致，不会影响胰岛素吸收。出血部位按压 5~10 秒可止血。

如果频繁出现出血，可能与注射部位选择不当、服用抗凝药物、凝血功能异常等因素相关，建议咨询专科医生。

拔出胰岛素注射针头后，针尖为何有药液冒出

注射后，如果停留时间不足，会出现拔针时针尖冒液情况。因为针头纤细，药液推到皮下需要一定时间。

注射后停留至少 10 秒，可减少针尖冒液现象。

注射胰岛素后是否需要按压注射点

无须按压注射点：按压可能会使胰岛素通过针眼儿漏出体外，影响注射效果，所以不建议注射后按压。

注射胰岛素后，糖友出现视力模糊是何因

注射胰岛素后，因血液中糖分下降速度快，而眼睛中房水的糖分下降速度没跟上，从而产生了压力差，造成视物模糊。

这种现象是暂时的，不必担心。

为什么糖友注射胰岛素后第二天注射部位有淤青

注射时碰到毛细血管，毛细血管中的血液缓慢渗入到皮下组织，第二天就会出现淤血现象。不需特殊处理，淤血会逐渐消失。

为什么糖友在胰岛素治疗后会变胖

胰岛素就像一把钥匙，可以打开细胞的大门，把葡萄糖运送进去，为身体各个器官提供能量，多余的葡萄糖会转化为脂肪储存在身体里。

进行胰岛素治疗前，糖友因自身胰岛素分泌不足，使得胰岛素这把打开细胞大门的钥匙不够，葡萄糖无法被有效地输送到身体各个器官，而聚集在血管内，不仅导致血糖增高，还会使身体器官因缺少能量而消耗脂肪，而进行胰岛素治疗后，体内打开细胞大门的钥匙增多了，机体不用再分解脂肪提供能量，多余的脂肪可以储存起来，所以体重会增加，看起来变胖了。

糖友餐前忘记注射胰岛素，饭后可以补充注射吗

胰岛素一般分为长效、速效和短效等，是否餐前忘记注射，餐后"犹可追"，需要根据使用胰岛素的不同分别对待。

如果是速效胰岛素，如门冬胰岛素注射液（诺和锐）、赖脯胰岛素注射液（优泌乐）等餐前忘记注射，餐后可立即补充注射。

如果是短效胰岛素，最好在餐前 30 分钟进行注射，如果餐前忘记注射，可餐后补充注射，但须注意补充注射易引起下一餐餐前低血糖风险，因此要密切监测血糖变化，一旦发生低血糖及时加餐。

胰岛素对存储温度有要求吗

胰岛素比较娇气，怕冷又怕热。低于 0℃，或者高于 25℃，都会影响胰岛素活性，妥善保存保管很重要。

未开封的胰岛素可以放在冰箱 2~8℃冷藏。

已经开封的胰岛素可以放在室内（15~30℃），储存 30 天左右。

冬天外出时，携带胰岛素注意保暖。

不同胰岛素在室温下储存时间不同，具体阅读说明书。

被冻成冰的胰岛素，复温后还能用吗

胰岛素冰冻后活性会受影响，复温后的胰岛素，虽看起来和之前区别不大，但效果已大打折扣。

所以解冻后的胰岛素是不能再用的。

预混胰岛素摇匀后仍有白色沉渣，是不是变质了

预混胰岛素一般是白色的悬浊液，使用前须充分摇匀，摇动方法：水平揉搓 10 次，或者上下颠倒 10 次。

摇动后有白色沉渣可能是摇匀不充分，可按上述方法继续摇动，如呈乳白色的液体，可以放心使用。

如果继续摇动后，依旧含有白色沉渣，可能是胰岛素变质了，不建议使用。

胰岛素过期了还能用吗

胰岛素是一种蛋白质类物质，如同牛奶也是富含蛋白质的食物一样。服用过期的牛奶，不仅不能补钙，还可能会拉肚子。同理，注射过期胰岛素，不仅降血糖效果大打折扣，还可能引起注射部位感染等不良反应。

所以，过期的胰岛素不能使用。

更多胰岛素知识，扫描二维码观看视频

六 | **并发症**

常有患者会提出一系列的问题。

"为什么治疗牙龈出血，控制血糖很重要？"

"为什么一个普通的感冒，却对糖友很危险？"

"糖尿病又伴发了心脏病，如何是好？"

本章节对糖尿病并发症进行"从头到脚，从里到外"的分析、梳理和解答，帮你成为血糖控制达人。

来自眼睛与牙齿的"麻烦"

视力下降与糖尿病有关吗

视神经损害、眼底血管病变、视网膜静脉扩张、动脉硬化、视网膜组织缺氧而形成毛细血管瘤和小圆点状出血及渗出物，这些由高血糖带来的眼睛病变，均会导致视力下降。

血糖波动：血糖波动可通过晶状体外渗透压的变化来影响晶状体的调节能力。血糖从平稳到波动，或者波动到平稳，都会影响视力，使糖友感到远视或近视，并总感到视觉疲劳，眼睛不舒服。待血糖稳定后这种症状又消失了。这种现象会随着血糖波动而反复出现。

视网膜病变：包括眼底出血或视网膜脱落，会使视力下降甚至造成失明。

白内障：白内障会像块白布似的挡在眼前，导致视线模糊。老年人易得老年性白内障，而糖友易发生糖尿病性白内障，老年糖友得白内障的风险就会明显增多。

其他眼部疾病：除上述 3 种原因易引起糖尿病眼病，导致视力下降外，其他眼部疾病也要格外重视。

糖友易患白内障吗

糖尿病性白内障是糖尿病的眼部并发症之一。糖友发生白内障的概率较非糖友高 2~5 倍，且发生时间早，以皮质雪花样混浊为主要特点。

手术是治疗糖尿病性白内障的主要方法之一。为避免术后并发症，术前应采取相应措施，如适当使用胰岛素或抗生素等。血糖控制在 8mmol/L 以下才能进行手术治疗。

为什么糖友的血糖降了，视物却比之前模糊了

血糖升高时，眼睛的房水渗透压会改变，导致屈光度发生变化。当血糖下降时，眼睛的渗透压再次发生改变，此时就会引起短暂的视物模糊。

待下降的血糖平稳 1~2 周后，眼睛逐渐适应了新的渗透压，视物也就会恢复常态了。

糖友的眼睛没毛病，为何还要定期检查

早预防、早发现、早诊断、早治疗对于延缓糖友眼部并发症进展至关重要。

糖尿病是糖代谢紊乱导致的全身性慢性疾病，长期的高血糖水平可导致组织器官的慢性损害和功能障碍。其中眼部并发症，如糖尿病性视网膜病变（DR）、青光眼、白内障等都是不容忽视的致盲性眼病。

而有些糖友，由于并无任何不适，导致视网膜病变"悄无声息"地

发生和进展，包括结膜病变、角膜知觉减弱、白内障、葡萄膜炎、新生血管性青光眼、屈光和调节改变、眼肌麻痹等。

因此，控制血糖的同时，定期检查眼底十分必要。

为什么有的糖尿病性视网膜病变出现黄斑水肿

所谓祸不单行，糖尿病黄斑水肿与糖尿病性视网膜病变总是相生相伴。

患有视网膜病变的糖友，由于血管通透性增加，出现微动脉瘤，累及黄斑部时，临床上会有出现黄斑水肿的可能。

糖尿病黄斑水肿是严重的致盲性眼病，视网膜病变越严重，越容易引起黄斑水肿。糖尿病时间越长，越有可能发生黄斑水肿。

糖尿病黄斑水肿是导致患者视力下降的常见原因之一，控制血糖，避免视网膜病变，是预防黄斑水肿的有力措施。

糖友的眼底病变该怎么治疗

超全视网膜光凝术（一种激光光凝术）是目前眼底病变最常用且效果较好的治疗方法。

糖尿病性视网膜病变作为一种眼底病变，是糖友致盲的主要原因，其致盲的主要病理变化是新生血管的形成。而超全视网膜光凝术就是通过破坏视网膜外层、减小视网膜厚度、减少视网膜脉络膜流量、降低视网膜外层的耗氧量以及新陈代谢，最终降低新生血管的生成因子含量，间接阻止新生血管的形成。

最佳的治疗时机为糖友眼底刚出现无灌注区且未出现黄斑水肿情况时。

牙龈出血与糖尿病有何关系

牙龈出血是牙周病的主要临床表现。除了牙龈出血，牙周病还可导致口臭、牙根暴露、牙齿敏感、疼痛、松动，甚至脱落。

糖友伴发牙周病的风险较高，病程越长，血糖控制越差，牙周病的发病率就越高。

牙周病的致病原因

抵抗力低，易感染口腔细菌，发生牙周炎症。

晚期糖基化终末产物（AGE）积聚，加速牙周的组织破坏。

唾液溶解酶活性降低。口腔内唾液溶解酶在高血糖时的活性较正常血糖时降低，自洁功能降低，容易导致口腔细菌的繁殖和集聚。

药物相关性因素。口服降糖药后引发其他并发症，如龋齿、念珠菌感染、慢性口腔溃疡等。

牙周病的治疗

牙周病能够增加胰岛素抵抗，加大了血糖控制难度。因此，一旦确诊糖尿病，应主动咨询口腔医生，对口腔健康状况进行评估，进行口腔专科护理，积极控制菌斑和细菌感染。

牙周病的护理

保持良好的口腔卫生习惯。

每天刷牙 2 次，每次 3 分钟。

使用辅助措施，如牙线、漱口液等。

定期进行牙齿和口腔检查。

定期洁牙，建议 1 年洁牙 1~2 次。

糖友拔牙有哪些注意事项

拔牙前准备

全面检查。

详细告知医生您的病史、目前服用的降糖药及其他症状。

根据血糖情况服用降糖药物。

检查血常规、出凝血时间和血压是否在正常范围内。

有其他合并症状者，要检查脏器功能。

拔牙前两周洗牙，拔牙前两小时遵医嘱吃抗生素。

拔牙后处理

注意口腔卫生，应用抗生素预防感染。

对牙槽窝内出血者及血液凝固比较慢者，医生一般会采取肌内注射酚磺乙胺或静脉滴注氨甲苯酸等止血药物。

对牙龈撕裂出血者及骨间动静脉出血者，医生一般会采取牙龈拉拢缝合、骨蜡涂抹、碘仿纱条填压缝合等方法止血。

创口感染治疗

血糖、感染双重控制。一般选用降糖药物和抗生素，如第一代头孢菌素、甲硝唑等。

感染一般发生在拔牙后 3~5 天，如出现发热、肿胀、疼痛加剧等症状，此时应第一时间前往拔牙机构寻找医生处理，以免感染面愈加蔓延，错失治疗良机。

术后用药问题

拔牙后，继续术前降糖药方案，注意避免辛辣刺激性食物，保持口腔清洁卫生，可适当服用镇痛药，如布洛芬片等药。

关于止血药及抗菌药物应用问题

如果糖友血糖控制在 8.4mmol/L 以下，且体质较好，无其他并发症，可不用止血药、抗菌药物。反之，可用 3~5 天抗菌药物预防感染。

术后第 1~3 天增加复诊次数，保证术后安全。

骨骼与四肢有"困惑"

什么是糖尿病性骨质疏松症

糖尿病性骨质疏松症（diabetic osteoporosis，DOP）是在糖尿病的基础上发生的以单位体积骨量减少、骨脆性增加、骨折风险增高为特点的代谢性骨病，是常见的糖尿病慢性并发症之一。

1型糖尿病糖友主要是由于胰岛素缺乏导致骨质疏松症，而2型糖尿病糖友合并骨质疏松症的发病机制仍存在争议。

骨质疏松症早期无明显症状，随着病程进展，多表现为骨骼疼痛、身高变短、驼背、脊柱畸形甚至骨折等表现，严重降低了糖友的生活质量。

如何排查骨质疏松风险

排查有没有骨质疏松的一些高危因素，如使用类固醇、甲状旁腺功能亢进症（简称"甲旁亢"）、营养不良、骨密度低、产妇髋部骨折等。对照相关的临床症状，如周身的一些骨性的疼痛及明显乏力的症状。

如有上述2点，应前往医院骨科就诊，影像学检查和骨密度测定是早期发现和诊断骨质疏松的主要检查手段，也是疗效观察的主要指标。

伴有糖尿病性骨质疏松的糖友饮食需注意什么

1. 严格按照糖尿病饮食控制总热量，少食多餐，多进食含钙较高的食物，如乳制品、豆类、鱼虾、紫菜、海带等。

2. 如果胃酸分泌少，可添加少量食醋，增加对钙的吸收，也可喝高钙奶及服用补钙药物，以调节钙磷代谢，促进骨钙化。

3. 注意补充与骨代谢相关的其他营养素，如维生素 D、蛋白质、钙以及微量元素氟、锰、铜、锌等。

4. 避免吸烟、大量饮酒、过量饮用咖啡及碳酸型饮料等减少钙流失的行为。

骨质疏松糖友如何预防脆性骨折的发生

最重要的一点是防止跌倒：房间照明要好，注意防滑，无论是居家拖鞋还是户外鞋，都应选择防滑平底鞋，女士尽量避免穿高跟鞋。居室地板要保持卫生清洁，不留水渍、油渍。

增加肌力：平时注意加强运动，增加肌肉量和肌力，改善身体的柔韧性和协调性。

积极进行治疗：平时营养要均衡，多摄入富含钙、蛋白质、低盐的食物，要适当日晒，补充钙剂和维生素 D，应用抗骨质疏松药物进行规范的治疗。

肥胖糖友运动时如何保护关节

运动要循序渐进：在选择高强度的运动前，先减体重和增强肌力。

热身要充分有效：一定要让肌肉和肌腱得到充分伸展，做到身体稍微出汗，心率有些加快。

加强锻炼肌肉：肌肉是支撑人体做各种动作的基础，肌力强，才能为相对脆弱的跟腱、关节、韧带提供足够的保护，降低踝关节扭伤、跟腱断裂的风险。

运动量要适度合理：若过量运动、疲劳运动，甚至过于猛烈，会增加跟腱受损的风险，尤其是抗阻运动。建议以休息 2 天后，身体酸痛感缓解为宜。

冬天糖友下肢发凉可以热敷吗

可以，但要注意热敷时间不要太长，更不要过夜。由于糖友神经末梢感觉不灵敏，热敷期间应密切观察热敷部位的皮肤，准确测试敷布温度，杜绝烫伤。

实施热敷前，认真做好热敷部位皮肤的清洁，排除溃疡、皮肤破损、丘疹及其他部位皮肤的病变。

热敷时，要及时观察湿敷部位皮肤颜色的变化。更换敷布时，动作尽量轻柔，并注意保暖，保持室内适宜的温度和湿度，避免受凉感冒。

周围神经病变会发展成糖尿病足吗

糖尿病引起的周围神经病变是发生糖尿病足的危险因素之一。

周围神经病变会导致痛觉和温度觉的减弱，甚至消失。想通过泡脚、热水袋或暖宝宝缓解下肢疼痛、麻木、无力时，由于对温度和疼痛的感知迟钝，容易烫伤双脚造成糖尿病足。

周围神经病变也会造成手脚等末梢循环的感觉异常。感觉瘙痒、疼痛、烧灼感、蒂内尔征（俗称"蚁走感"）时，会不自觉地用手抓挠，容易挠破，造成伤口，形成糖尿病足。

还有一些周围神经病变是因血管病变导致的。如因外伤形成伤口之后，伤口因得不到充足的血液、药物及营养供应，会长时间不愈合，最终感染发展成糖尿病足。

建议年龄大、病程长、血糖波动大的糖友，每半年筛查 1 次，其他糖友可 1 年 1 次。一旦发现周围神经病，就要接受专业医生的指导治疗。

下肢血管堵塞了有何症状

下肢血管如果堵塞了，糖友最先出现的症状是肢体发凉、麻木、间歇性跛行。如果发生堵塞的是腹主动脉下端或髂动脉，糖友行走后整个臀部和下肢有酸胀、乏力和疼痛感。如果症状发生于小腿，堵塞的可能是股动脉。

随着病情进展，患肢缺血加重，在安静状态下足趾、足部或小腿会出现持续性的静息痛，在夜间更为剧烈。在严重缺血下产生足趾、足部或小腿部溃疡、坏疽，尤其是合并糖尿病后更易发生，且易演变成湿性坏疽和继发感染，可同时引起身中毒症状。

足趾发黑是糖尿病足吗

足趾发黑，是糖尿病足到了最严重的程度——出现坏疽。糖尿病足的自然病程发展是这样的，早期是双足发凉或双足部远端感觉有异常。晚期会逐渐出现糖尿病足，有破溃、溃疡现象。再进一步进展，可能就会出现坏疽。

坏疽分为干性坏疽和湿性坏疽。干性坏疽是指一个足趾发黑，一般情况下只是局部组织缺血和坏死，感染不是特别严重。湿性坏疽是由于厌氧菌感染，严重者可能会导致全身感染。

糖友的甲沟炎该如何处理

指甲的两侧与皮肤皱褶相接，形成甲沟。甲沟炎即指甲两侧与皮肤皱褶结合部的化脓性感染，是临床常见的指和／或趾部感染性疾病之一。

甲沟炎的致病菌为皮肤表面的金黄色葡萄球菌。甲沟炎可发生于各种轻伤后，早期局部消炎处理，感染可以控制，形成脓肿后，必须切开治疗。

患了甲沟炎的糖友要谨防糖尿病足，积极治疗。

如果炎症反应轻微，且无明显肿胀，可用碘伏、医用酒精等消毒药水冲洗，同时使用抗生素，不需要手术治疗。

如果有明显脓肿，保守治疗失败后，炎症和疼痛加剧，则需要手术治疗。但手术前要评估患者下肢血管、神经等问题，并做好术后预防感染工作，避免形成糖尿病足。

糖友的心血管疾病、肾病问题何时了

如何判断心肌梗死症状

糖尿病和心血管疾病，常常形影不离。

心肌梗死是冠心病中的一种，**心肌梗死时几乎都有心前区压榨样疼痛**，但由于糖友的血管长期处于高血糖环境中，血管和神经受损严重特别是神经末梢受损后，心肌梗死的疼痛反射弧被中断，有时感受不到这种压榨样疼痛。无痛状态下却又突然出现晕厥等非特异性症状。这种无痛性心肌梗死极易误诊、漏诊，也是造成猝死的原因之一。

虽然发生心肌梗死时，部分糖友没有心痛的感觉，但其他症状还是有迹可循的。

1. 近期出现透气困难、胸部闷胀的感觉，还可能出现不明原因的阵发性呼吸困难、咳嗽、难以平卧、气短等症状，常见于老年人。

2. 突然出现面色苍白、恶心、心慌、四肢发冷、昏迷等症状。

3. 出现不明原因的抽搐。

4. 其他部位疼痛，如牙痛、颈部痛等。

若出现以上症状，要予以足够重视，尽快到医院就诊。

糖友有必要定期做心脏检查吗

非常有必要。

糖代谢紊乱并伴有蛋白质、脂肪、水及盐的代谢紊乱和酸碱紊乱都是动脉硬化的诱因。糖友发生动脉硬化会使血管壁增厚、管腔狭窄，导致血液循环紊乱，从而引发心血管疾病。

因此，糖友需要定期体检，及时发现病程进展，进行有效干预和治疗，最大限度地降低心血管疾病患病风险和死亡风险。

建议每年进行全面的相关检查，不仅要定期做心脏检查，还要做脑电图、眼底和下肢血管病变等检查。

得了糖尿病肾病就不能摄入蛋白质了吗

糖尿病肾病的糖友要求限制蛋白质总摄入量，并非禁止摄入。

蛋白质摄入过多，会增加肾脏负担，不利于控制和延缓糖尿病肾病病情。然而，蛋白质又是人体必需的营养物质，怎样做才可以两不耽误呢？

1. 被减少的蛋白质食物，可以由碳水化合物来补充，而补充碳水化合物又会导致血糖升高，这时可通过调整降糖药或胰岛素用量来解决。

2. 被限制的主要是植物蛋白，可以和其他食物进行替换，如豆类、面粉等可替换为不含蛋白质的小麦淀粉。

3. 适当补充优质蛋白，如牛奶、鸡蛋、鱼、瘦肉等，一方面进食量不大，不足以增加肾脏负担，另一方面优质蛋白可满足人体对蛋白质的需求。

得了糖尿病肾病还能运动吗

剧烈运动不可以，但可以进行适度的有氧运动。

适度运动能提高胰岛素的敏感性和葡萄糖的利用率，起到降糖降脂作用。还能降低血糖及血液浓稠度，利于对血管的保护，利于保护血管、微血管病变的肾脏，同时防止发生糖尿病肾病纤维化。

糖友运动前要接受系统的运动评估和运动指导，适当运动。同时坚持临床治疗，注意饮食调理，从而抑制糖尿病肾病的发生和发展。

什么是糖尿病性胃轻瘫

糖尿病性胃轻瘫是在无任何机械性梗阻的情况下，以胃排空延迟为特征的临床综合征。主要表现为恶心、呕吐、腹胀、早期饱腹及上腹疼痛等，发病率在 60% 以上，是糖友常见的并发症之一。不仅严重影响了食物和药物的吸收利用、血糖的控制，还给糖友带来了极大的困扰。

高血脂对身体有什么危害

高血脂是脑卒中、冠心病、心肌梗死、猝死的危险因素，也是促进高血压、糖耐量异常、糖尿病的罪魁祸首；不仅导致脂肪肝、肝硬化、胆石症、胰腺炎、高尿酸血症及周围血管疾病，还可造成眼底出血、失明等。

而造成发病率高达 8%，平均每 20 分钟就有 1 人死亡的心脑血管疾病，其主要致病因——动脉粥样硬化，80% 以上就是由高血脂引发的。在 15~69 岁做过血脂检查的人群中，高脂血症者占 40%，而它的发病率是已确诊心脑血管疾病者的 3~4 倍。

血脂包括胆固醇、甘油三酯、磷脂等类脂，胆固醇又包括低密度脂蛋白胆固醇（俗称"坏胆固醇"）和高密度脂蛋白胆固醇（俗称"好胆固醇"）。其中，"坏胆固醇"升高危害最大，因为它会在血管里形成动脉粥样硬化斑块。斑块不断增大，会使动脉逐渐狭窄，甚至堵塞，引起心绞痛、心肌缺血、脑梗死、脑软化。更可怕的是，这些斑块就像不定时炸弹，会在没有任何先兆的情况下破裂，迅速堵塞血管，引发急性心肌梗死，甚至猝死。

日常生活提问

"脂肪肝"跟糖尿病有关系吗

糖尿病和/或胰岛素分泌异常及胰岛素抵抗可致脂肪肝产生，脂肪肝可诱发或加重糖尿病。餐后，在脂肪酸从血液转入并储存于脂肪细胞的过程中，胰岛素发挥关键性作用。由于胰岛素分泌异常及胰岛素抵抗和/或糖尿病，引发脂肪代谢异常，脂肪合成减慢、分解加速，导致血脂升高，而高血脂是脂肪肝发生的危险因素之一。

高血糖和/或糖尿病引发新陈代谢紊乱，出现胰岛素抵抗，大部分血糖未能转化为能量而转为脂肪，并储存于肝细胞，增加脂肪肝患病危险。反过来，脂肪肝会引起身体代谢异常，多余脂肪代谢不出去，导致胰岛素作用下降（胰岛素抵抗），增加糖尿病患病风险。

糖友测定尿酸需注意什么

尿酸随饮食变化波动较大，所以监测尿酸时要注意禁酒、禁食高嘌呤食物、避免剧烈运动、停用影响尿酸代谢的药物、反复多次检测等。

1. 检查前 3 天内，禁止饮酒和喝饮料，禁食高嘌呤类食物，如动物内脏、海产品、猪肉、牛肉、羊肉等。

2. 抽血前禁食 10 小时，避免剧烈运动。

3. 抽血前至少 5 天以上，停用降尿酸药物以及影响尿酸代谢药物，如呋塞米、氢氯噻嗪及水杨酸类等。

4. 由于血尿酸值波动较大，须反复检测。

一旦确诊高尿酸血症，须进行积极的生活方式干预，必要时进行药物治疗。

苏打水能治疗高尿酸血症和痛风吗

先科普一下高尿酸血症和痛风的关系。**高尿酸血症是由于尿酸生成增多或代谢减少引起的血液中尿酸过高；痛风是由于沉积在关节腔中的尿酸盐结晶引起的关节红、肿、热、痛等一系列炎症反应综合征。**

高尿酸血症可导致尿酸盐结晶形成并沉积在关节腔内，诱发痛风急性发作。苏打水可辅助降低血尿酸。苏打水呈碱性，可碱化尿液，促使尿酸在尿中溶解增多，随尿代谢增加，达到降低尿酸作用。但1 瓶 500 毫升苏打水的碳酸氢钠含量，仅相当于药物碳酸氢钠片的1/4，而口服碳酸氢钠片的用量是每日 3 次，每次 1~2 片。因此，通过喝苏打水来降尿酸，可以说是杯水车薪。

苏打水和治疗痛风没有关系。首先，只有约 20% 的高尿酸会发展为痛风（大部分只是单纯性高尿酸血症，并无症状）。其次，痛风急性发作时，治疗措施是迅速止痛，抑制炎症反应，且暂时不能使用降尿酸的药物。此时，如果喝苏打水便会降低尿酸，促使关节腔内的尿酸盐结晶溶解，反而加重炎症反应，加重痛风发作的症状。

所以，**喝苏打水其实并不能治疗痛风，只有辅助降尿酸的作用。**

血尿酸降到正常是否继续用药

痛风在急性发作期之后就会进入间歇期。与急性发作期减轻疼痛的目的不同，间歇期的治疗旨在长期有效地控制血尿酸水平，延缓高血尿酸对关节和肾脏的侵害。此阶段血尿酸管理，要遵循个体化治疗原则。

若尿酸水平已降至正常状态，但并不稳定（会因饮食等因素的影响出现较大波动），不建议停药；若尿酸水平稳定，并能长时间维持在360 微摩尔 / 升以下（且日常波动范围比较小），可以酌情停止用药。平时要定期复查，调整饮食结构，尽量以低嘌呤饮食为主。若出现尿酸水平异常等情况时，须及时用药进行控制。

痛风不痛了，为什么还要吃药

痛风急性发作期结束后，疼痛感会消失，但此时还需要继续服用药物，以保障在痛风间歇期，继续控制尿酸，使其下降到一个合理的目标水平。只有尿酸水平稳定，才能避免痛风的反复发作。

糖友为什么有时腹泻，有时便秘

消化道菌群失调，腹泻和便秘便会经常发生。

肠道功能紊乱，腹泻和便秘会交替发生。肠道功能紊乱是糖尿病常见的并发症之一，其临床特点有以下几点：

1. 腹泻和便秘呈慢性、间歇性、顽固性，可持续数天或数月。

2. 有些时候大便失禁或腹泻与便秘会交替出现，间歇期排便可正常。

3. 腹泻可发生于任何时间，以夜间及清晨居多，每日大便次数少则3~5次，多则高达数10次。

4. 大便棕黄色水样，量较多。偶有里急后重，可伴脂肪泻。

5. 便秘患者有明显的结肠扩张及粪块滞留，严重者可伴有不完全性肠梗阻。

6. 常伴有自主神经病变的其他症状，如尿失禁及尿潴留等。

蛋白尿会发展成尿毒症吗

蛋白尿和尿毒症之间没有必然联系，虽然蛋白尿有引起尿毒症的可能性，但还需要具体情况具体分析，区分蛋白尿的轻重很有必要。

如果是轻的，须辨别是真阳性还是假阳性。轻的蛋白尿一般≤（＋），也就是（±）或者（＋）；如果是假阳性，须考虑造成假阳性的原因，如：体温升高等感染性疾病、剧烈运动、劳累、女性月经期及肾静脉受压综合征等，这种假阳性很弱，最多也就是（＋）。

如果是（＋＋）及以上，就考虑是真阳性了，表示肾小球出了问题。肾小球出问题需要考虑是原发于肾脏疾病，还是继发于其他系统疾病，继而出现肾脏损害而出现的蛋白尿，需要做进一步检查，包括尿液、血液以及影像学等检查。

所以蛋白尿不一定会转为尿毒症。尿毒症是慢性肾衰竭到了终末期，不能排出体内的毒素和多余的水分，而出现的一系列症状和体征。蛋白尿想要发展成尿毒症，需要很"努力"才行。

脑卒中和糖尿病有关联吗

脑部血管堵塞致大脑缺血可引发脑卒中，而高血糖就是破坏血管健康的罪魁祸首，可见脑卒中和糖尿病的关系"不一般"。

血糖过高可损伤血管内皮，促使血管壁受损处形成斑块，斑块导致血管腔变窄，或者在破裂后形成血栓，完全堵塞管腔，阻断血液流动。这样的病变如果发生在脑部血管里，就会导致脑卒中。

另外，因胰岛素分泌不足引起的高血脂、高血压，和高血糖一样，同样会损伤血管，增加脑卒中风险。

为何得了糖尿病还要警惕肌少症

肌少症是一种与年龄相关的以肌量减少、肌力下降和肌功能减退为特征的综合征。临床表现为肌力减弱、肌肉活力和握力降低。

骨骼肌占人体体重的 40% 以上，除组成机体最大的运动系统外，亦是调节血糖的重要器官。同样，正常的糖代谢也是维持骨骼肌正常结构及生理功能所必需的，可谓"一荣俱荣"。

肌少症会导致骨骼肌细胞膜上葡萄糖转运蛋白-4（GLUT-4）数量减少，从而减少对血液中葡萄糖的摄取，引发糖调节紊乱，血糖进一步升高，这是在糖尿病患者中最不愿意看到的，无异于雪上加霜。

更麻烦的是，2 型糖尿病本身就对胰岛素有抵抗，且胰岛素进行性分泌又不足，加之长期高血糖抑制骨骼肌细胞的葡萄糖转运活动，进一步增加胰岛素抵抗，催生血糖。

糖尿病病程越长，肌少症发生的风险相对就越高。

为何一感冒就容易血糖高

感冒会催升血糖：感冒期间，由于食欲减退、用药不规律、药量调整不及时，血糖波动随之增大。加之感冒发热等应激反应可刺激机体分泌大量的应激性激素（如肾上腺素、糖皮质激素等），这些应激性激素具有抵抗胰岛素的作用，会使血糖明显升高。

高血糖加重病情：血糖升高后，会导致感染蔓延扩散，诱发酮症酸中毒或糖尿病非酮症高渗性昏迷等糖尿病急性并发症，并使原来合并的高血压、冠心病、慢性心力衰竭、脑血管病等病情加重，甚至危及生命。

饮酒会降血糖吗

想弄清酒精和血糖的关系，要先明白两个概念。

降低血糖：目前已知的能够降低血糖的激素只有 1 种，即胰岛素。很多药物都是通过刺激胰岛素分泌或增强胰岛素敏感性而降低血糖。

血糖降低：酒精可以抑制体内糖原异生与肝糖原分解的反应，而这两个反应在人体是稳定血糖所必需的。因此饮酒后，可发现血糖降低。

如果空腹服用降糖药或注射了胰岛素，大量饮酒后会出现低血糖反应，甚至很严重。且酗酒可使正常人的胰岛 β 细胞分泌功能受损，组织细胞对胰岛素的敏感性下降并产生胰岛素抵抗，引发空腹血糖和餐后血糖升高。

为什么糖友容易跌倒

1. 合并周围神经病，增加跌倒危险　一方面是周围神经病会影响震动觉、位置觉，造成动作不协调，感觉像踩在棉花上，甚至踝关节变形，造成步态不稳，增加跌倒的风险。周围神经进一步发展，会出现触觉、痛觉、温度觉、压力觉障碍，使下肢肌力的平衡失调，导致跌倒。

另一方面是自主神经病变，使心血管反射异常，易发生直立性低血压，导致大脑暂时供血不足，造成跌倒。因此，从卧位变站立位时要格外注意，特别是正在使用抗高血压药的糖友。

2. 合并周围血管病变，导致足温降低、足背动脉搏动减弱，使供养神经的血液循环发生障碍，也是导致跌倒的原因之一。

3. 黄斑变性、青光眼、白内障和糖尿病性视网膜病变等眼疾，导致视力缺损，视物不清，走路时被路面的障碍物或者地面坑洼绊倒。

4. 由于糖友多尿，尿中钙质等骨质组成的成分丢失比常人多，特别是老年糖友易并发骨质疏松。在股骨颈骨折和椎骨压缩性骨折的老年患者中，约有 1/3 患有糖尿病。

5. 治疗过程中由于血糖不稳定，当糖友发生低血糖时，跌倒的风险增加。

为什么突然站起时会头晕

突然站起来头晕，可以是正常生理现象，也可能是疾病导致。

正常生理现象：如直立性低血压，当体位突然改变为站立时，血液下流导致头部处于相对贫血状态，会发生头晕现象。但此时人体有血管迷走神经反射的保护机制，迷走神经反射保证大脑的血液供给恒定，头晕很快消失。

疾病导致：如果血管迷走神经反射发生迟钝，或自主神经出现功能障碍时，会出现调节障碍，易出现站起来时头晕、贫血或出汗过多。血容量不足或失血性休克时也会出现头晕现象。

夏－德综合征（又称"原发性直立性低血压"）是由于交感神经出现病变，神经调节机制出现障碍，同样会导致头晕。

更多糖尿病并发症知识，扫描二维码观看视频

七 | **中医药篇**

面对浩瀚精深的中医治疗护理、养生食疗，面对中医药与糖尿病"交融"的理论知识，糖友们准备好如何"接纳"它们了吗？

糖尿病的中医养生

治疗糖尿病，中医中药有担当

中医是从整体，即人体的大系统来认知糖尿病的。中药发挥作用是多靶点、个体化的，须根据人的体质、年龄、并发症等情况，提供不同的综合治疗方案。

中医药在糖尿病及其并发症的预防、治疗方面，有许多突出的贡献。当前中西医并重、中西医结合的治疗模式，取长补短，互通有无，不断创新，更大程度地捍卫了糖友的健康。

"寓医于食"的中医药膳

中医药膳是一种特殊膳食，具有保健、防病、治病等作用。它"寓医于食"，既将药物作为食物，又将食物赋以药用，药借食力，食助药威。

在传统中医药学理论指导下，将不同药物与食物进行合理搭配，采用传统和现代科学技术，进行加工制作，具有独特的色、香、味、形、效。药膳既能满足人们对美食的追求，又能起到保持人体健康、调理生理功能、增强机体素质、预防疾病发生、辅助疾病治疗及促进机体康复等作用。

糖友的药膳选择

根据不同病证，选择相应药膳。

糖尿病属中医"消渴病"范畴。是由于机体禀赋不足、五脏柔弱，加之饮食不节、肝郁气滞、劳逸过度、外邪入侵等因素，所致口渴多饮、易饥多食、小便频数、形体渐瘦等特征的病证。

药膳的功能各有各异，如清热泻火的、滋阴生津的、益气养阴的、活血化瘀的、温补脾肾的及调理阴阳的等。糖友在选择药膳时，要依据自身病证、症状和表现，个性化地选择，不能一概而论。例如，洋葱炒黄鳝，能够理气健脾、降糖降脂，适用于并发高血脂的糖友；枸杞子黄瓜蛋汤，具有清热养阴、利咽明目的功效，适用于肾阴亏虚证的糖友；玉竹鸽子汤，可以滋补肝肾、养阴固精，适用于肝肾亏虚证的糖友。

并非所有的食物都为药食同源

药食同源是指食物即药物。

但并不是所有的食物都可药食同源。它们之间并无绝对的分界线，古代医学家将中药的四性、五味理论运用到食物之中，认为食物与药物一样均具有寒、热、温、凉四气与酸、苦、甘、辛、咸五味的属性，这类食物如大枣、山药、山楂、玉竹、甘草、玫瑰花、赤小豆、金银花等。

春生夏长，秋收冬藏。使用时，要根据四季变化和人体所处的状态选择适宜食材，使人体存在的不平衡（疾病或亚健康）状态恢复至平衡（健康）状态。

春有暖阳却暖中凉

春天在六气中主风，气候多变，温差幅度较大。且春温使人体腠理疏松，减弱了对风寒之邪的抵抗能力。因此，易发生因风邪而致的感冒等疾病。

春季阳气升发，万物生机，人体的新陈代谢最为活跃，所以养疗应固护正气，顺应阳气的升发状态。

夏季养生有原则

夏季饮食宜味苦，忌燥热。夏季心火当令，心火过旺则克肺金，故宜减少热性食物以降心气。苦味入心属火，宜增加苦味食物以清心火，防止肺气不足。

夏季心气最旺，暑为阳邪，其性生散，容易耗伤津液，宜多食一些养心、补心食物，有助于恢复体内的平衡，如莴笋、芹菜、西红柿、枸杞、胡萝卜、猪心等。

夏季宜食清淡、清热利湿的食物，以祛除湿邪、养护阳气。如绿豆汤、薄荷粥、凉拌黄瓜等。

秋季进补有讲究

秋季饮食宜酸润，忌辛散。秋季肺金正旺，辛味入肺属金，故宜减少辛味食物以平肺气，且辛味助金克木令肝受病。酸味入肝属木，宜增加酸味食物以助肝气，防止肺气过盛，使肝气郁结。

秋冬宜养阴。秋分或霜降后，体弱之人可开始进补，但不宜峻补。

因为夏天冷饮或暑湿令脾胃功能减弱，如大量进补，反而会加重胃肠负担，导致胃肠功能紊乱，出现腹胀腹泻等情况。

秋季宜补食富有营养又易消化的食物，为冬令进补做好准备。如银耳杏仁糊、秋梨白藕汁饮、桑椹芝麻羹、沙参粥等为秋季养疗方。

冬藏饮食有学问

冬季饮食宜苦温，忌寒咸。咸味入肾属水，而冬季肾水正旺，宜减少咸味摄入，且咸味助水克火，令心受病。苦味入心属火，增加苦味食物以养心气，防止肾水过盛。

冬季饮食宜热，切忌黏硬、生冷，免伤脾胃之阳。亦不可过热，以免内伏之阳气郁而化热。宜多食黄绿色蔬菜，如胡萝卜、油菜、菠菜等。

冬季对于身体虚弱或素有亏损之人，是调养的最好时机。偏气虚、阳虚者，可服食羊肉、鸡肉、牛鞭、狗肾等；偏血虚、阴虚者，可选用鸭肉、鳖肉、海参、燕窝等。

春夏养阳，秋冬养阴。

遇见称心如意的蔬菜

糖友的主要病机在于阴津亏损、燥热偏盛。

以阴虚为本、燥热为标。宜选择具有生津止渴、清热解毒、清胃泻火、养阴生津功效的蔬菜，如苦瓜、南瓜、番茄、芹菜、胡萝卜、韭菜、黄瓜、冬瓜、洋葱、芦笋、银耳、香菇、海带、丝瓜、空心菜等。

糖友可以多吃野菜吗

野菜中，多以苦味为主。

中医认为，苦味食材性多寒凉。苦可泄热，可以固护阴液，以寒治热，达到平衡，如马齿苋、枸杞子叶、蕨菜、苣荬等。

马齿苋也叫长寿菜、耐旱菜。味酸，性寒，入大肠、肝经，具有清热解毒、凉血止痢、除湿通淋的功效。脾虚便溏者及孕妇应慎用。

枸杞子叶也叫枸杞子苗。味苦、甘，性凉，入肝、脾、肾经，具有补虚益精、清热明目的功效。大便滑泄者忌食，忌与乳酪同服。

苣荬也叫连枝草、金花菜。味苦、涩、微甘，性平，入胃、小肠经，具有清热凉血、利湿退黄、通淋排石的功效。脾胃虚寒者慎服。

芹菜能辅助治疗糖尿病吗

大多数的糖友都会出现以阴虚为本、燥热为标的阴津亏损、燥热偏盛等症状，加之往往合并高血压、高血脂，所以可以选择具有清热解毒、清热利水功效的食物。芹菜就具备以上功效。

芹菜也叫旱芹、香芹、药芹。性凉，味辛、甘、微苦，入肝、胃、肺经，具有平肝、清热、祛风、利水、止血、解毒的功效，适用于高血压、动脉硬化、高胆固醇者。

当茶叶遇到食物

茶叶不仅含茶多酚、茶多糖、茶色素、儿茶素等成分，对降低血糖有效果，还含有维生素 C、维生素 B 等，帮助促进糖代谢。

药茶是指在茶叶中添加药食同源的食物制作而成的，具有一定疗效的特殊茶饮。因此，药茶不仅保留了茶叶的营养成分，又增添了药物的功能功效，对糖友非常友好。例如冬麦茶、枸杞子茶、洋参石斛茶、菊花玉竹茶、玉米须茶等。

不过，在选择上，糖友还须根据自己的情况选择适合自己的药茶。

糖友能吃六味地黄丸吗

六味地黄丸由熟地黄、山萸肉、干山药、泽泻、牡丹皮、白茯苓等组成。其中熟地黄、山茱萸、山药三者配合，肾、肝、脾同补，是为三补，以补肾为主；泽泻、丹皮、茯苓为三泻。六药合用，以补为主，补中寓泻，滋补而不留邪，标本兼顾。

六味地黄丸是中医经典补肾名方，具有显著的降血糖、降血压、降血脂、调节免疫、改善肾功能等作用，广泛应用于糖尿病肾病的治疗，特别对肾阴亏损的糖友，有滋阴补肾的作用。

服用六味地黄丸时需要注意忌辛辣食物，且不能与感冒药同服。脾虚运化乏力，食少便溏者，慎用。如出现食欲减退、胃脘不适、大便稀、腹痛等症状，立即停药就医。

糖友能吃辛辣食物吗

尽量避免吃辛辣食物。追本溯源，还得从糖尿病的病因说起。

糖尿病的血糖异常，是由遗传因素和环境因素共同作用的结果。其中，长期饮食不节就是一个重要致病因素。**过食肥甘厚味、辛辣香燥之物，易损伤脾胃，导致脾胃功能失常**，热邪内蕴、化燥伤津、消谷耗液，发为消渴。

所以，糖友应尽量选择清热泻火（如茭白、苦瓜、百合等）及养阴生津类（如番茄、老鸭、乌梅、西葫芦、绿豆等）的食物。

良好的饮食习惯，从选择合适的食材开始。

糖友能服用家人买的降血糖药膏吗

随着糖尿病患病率的急剧升高，市场上有关糖尿病中医护理、诊疗的食品、药品，包括各种冲剂、胶囊、外用药膏等蜂拥而至。琳琅满目的产品，难免鱼龙混杂，甚至假冒伪劣产品也在其中。这时就要求糖友练就"火眼金睛"，辨别真伪，不随意用药，学会保护自己。

必要时，咨询医生的建议和指导。

糖友可以习练八段锦吗

让我们先来了解一下八段锦的优势。

1. 八段锦动静结合、松紧交替，习练八段锦利于调整中枢神经系统的兴奋性。

2. 八段锦动作形神相兼、内外相应，习练八段锦可达到内实精神、外示安逸的效果。

3. 八段锦的每式动作都对应相关脏腑，习练八段锦可调节三焦的气血畅通，治疗糖尿病所损伤的脏腑经络。

4. 习练八段锦能促进血液循环，加强新陈代谢，缓解精神疲劳，降低人焦虑、抑郁的情绪。

5. 习练八段锦对血糖及不良情绪的控制，均具有良好的作用。

研究表明，糖友可通过长期、系统地习练八段锦，达到控制血糖、改善症状、调节不良情绪的目的。

为何有些糖友会性格大变

人有五脏化五气，以生喜怒悲忧恐。怒伤肝，喜伤心，思伤脾，忧伤肺，恐伤肾。

由于糖尿病的发生和发展多与不良生活习惯有关，饮食习惯不健康往往对脾胃运化影响较大，导致痰湿内阻，影响气机运行，使肝气疏泄失常。所以糖友会出现情绪低落、抑郁等情绪表现。

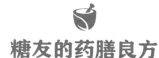

糖友的药膳良方

合并高血压的糖友适合吃什么药膳

首先了解一下糖尿病合并高血压的致病因。

它与体质因素、饮食不节、情志失宜、老年劳倦、外感邪毒、药石所伤等密切相关。痰、火、风、瘀既是高血压的发病原因，又是高血压病变过程中的病理产物，互为因果。病变始于阴虚火旺，火邪化风炼津成痰，痰阻经脉成瘀，或气虚寒而致瘀阻，瘀久可以化热，热可化火化风，终致血脉瘀阻。

糖友根据自身证候、症状的变化，动态选择具有平肝潜阳、清肝泻火、祛痰化浊或滋阴补阳等功效的药膳，如木耳炒芹菜、黑木耳拌荠菜、荸荠川芎烧茄子等。

合并糖尿病性眼病的糖友适合吃什么药膳

中医认为，糖尿病性眼病（糖尿病性视网膜病变）的病因主要由于这几点。

1. 消渴日久，肝肾亏虚，目失濡养。

2. 阴虚致虚火上扰，灼伤目络。

3. 日久耗气伤阴，气阴两虚，瘀阻于目。

4. 阴损及阳，致阴阳两虚、寒凝血瘀、目络阻滞、痰瘀互结，最终均伤于目而为患。

中医药膳提供了包括营养的"食"及具有治疗作用的"药"，食与药相结合形成具有调理功能的食品。糖尿病性眼病患者可根据自身疾病特点选择具有益气养阴、滋补肝肾，或滋阴补阳等功效的药膳，如枸杞子淮山药蒸猪肝、枸杞子柴胡鸭肝、香菇决明肝花汤、决明菊黄鸡肝汤、杞菊鱼汤、银耳枸杞鸡肝汤等。

糖友伴皮肤瘙痒，适合吃什么药膳

糖友伴发皮肤瘙痒是由于久病阴血不足，阴虚生风，血虚生燥。瘙痒剧烈，不仅易生烦躁，还可导致睡眠不足，使心神失调，化热则伤心阴血，反过来加重皮肤瘙痒。

药膳要根据病情变化不断调整。选择具有滋阴养血、清热利湿、祛风止痒或祛风润燥等功效的药膳，例如洋葱芹菜煎蛋、苦瓜洋葱炒肝片等。

合并糖尿病足的糖友适合吃什么药膳

糖尿病足是由于消渴日久，耗伤气阴，五脏气血阴阳俱损，肌肤失养，血脉瘀阻，日久化热，灼伤肌肤和 / 或外邪气滞、血瘀、痰阻、热毒积聚，以致肉腐骨枯。

糖友可根据病情、年龄、感染、伤口等情况，选择具有温经行滞、补血散寒、益气活血、清热解毒、活血止痛或滋阴养血等功效的药膳，如木耳笋虾牛肚、猪蹄魔芋烧竹笋、猪蹄百合丝瓜汤、通脉止痛凤爪汤、洋葱炒黄鳝等。

合并糖尿病肾病的糖友适合吃什么药膳

糖尿病肾病为素体肾虚，糖尿病迁延日久，耗气伤阴而致气阴两虚，渐致阴阳五脏亏虚，以肝、脾、肾亏多见，夹痰、热、郁、瘀等诸邪蕴结成毒阻于肾而造成的。

辨证论治一直是中医学的治疗特点，它强调了人体内外环境的整体性、统一性。药膳的选择和配伍亦如是，要根据不同的辨证分型来选择具有滋阴清热、益气滋阴、温补脾肾，或滋阴补阳等功效的药膳，如薏米豆炖蹄筋、耳瓜肉丝竹笋、芡实冬瓜老鸭汤、冬瓜鱼豆汤等、山药芡实瘦肉饮。

合并心脏病的糖友适合吃什么药膳

糖尿病性心脏病是在消渴类病基础上久治不愈而发生的，是消渴类病中、后期的并发症。以气滞、血瘀、痰浊为标，气阴两虚、脏腑虚损为本。当瘀血、痰浊、气滞交互为患，闭阻心脉，气血不能正常流通时，则疼痛猝然发作，进一步可致心气衰微，甚或阴竭阳绝。

药膳是药物治疗后的补充，尤其适用于慢性疾病患者的康复调理，糖尿病心脏病患者可根据自身情况选择具有理气化瘀、宣痹止痛、祛痰化瘀、温阳活血或滋阴化瘀等功效的药膳，如山楂木耳骨头汤、玉竹蒸猪胰、薤白养心粥、苏合香鸭等。

糖友的中医护理方法

糖友口干，中医的干预方法有哪些

口干是由于血糖升高，机体为了自我保护，会以多尿的形式帮助排出过多糖分，以致体内水分大量损失，糖友出现口干多尿。还有些糖友，口干但不想喝水，中医称之为渴不欲饮，是体内湿热郁积所致，虚热则口干，湿滞则不欲饮。可遵医嘱选用中药代茶饮或联合应用中医护理技术，如耳穴贴压、艾灸、拔罐等治疗手段。

耳穴贴压：主穴选择胰胆、内分泌、缘中，配穴选择口渴点、肺等。采用点压法或食指和拇指相对按压法，一般每日 3~5 次，每次用一侧耳穴，按压 1~2 分钟，双耳交替运用。注意观察患者耳部皮肤情况，注意有无过敏、破溃等。留置时间：夏季留置 1~3 天，冬季留置 7~10 天。

艾灸：采用温和灸，取穴大椎、神阙等。温和灸属于艾卷灸之悬起灸的一种，距离皮肤 3~5 厘米熏烤，使局部有温热感而无灼痛为宜，一般每穴灸 10~15 分钟，至皮肤红晕为度，每日 1 次，15 日为一疗程。先灸大椎后灸神阙，在寅卯和申酉时取穴疗效较好。

拔罐：取穴脾俞、胰俞、膈俞、足三里、肺俞、大椎等。可选用单纯拔罐法或梅花针叩刺后拔罐法，留罐 10~15 分钟，隔日 1 次，10

次为 1 个疗程。

糖友浑身没力气，中医的干预方法有哪些

糖友的典型症状是"三多一少"。其中的"一少"，不单纯指消瘦，而是体力和体重的双重下降。由于久病气血两虚、气不行血、无以温煦血脉，浑身疲乏无力，尤其是腿上没劲儿。

可以选用艾灸、穴位贴敷、中药泡足等中医护理治疗手段来缓解。

艾灸：选用温和灸，取穴大椎、神阙、足三里、关元、气海等，距离皮肤 3~5 厘米，使局部有温热感而无灼痛为宜，一般每穴灸 5~10 分钟，每日 1 次。

穴位贴敷：遵医嘱选用药物，取穴气海、关元穴等，每次敷贴 4~6 小时，每日 1 次，注意观察局部皮肤情况，避免出现过敏、破溃现象。

中药泡足：遵医嘱选用祛风通络、活血通脉的药物，严格控制水温（37℃~40℃）及时间，避免烫伤，空腹及饭后 1 小时内不宜泡洗。

糖友便秘严重，中医的干预方法有哪些

便秘是由于消渴日久，耗伤脾胃之气，脾胃虚弱、运化无力、升降失司、胃失和降，或饮食不化积于胃中，或湿热痰浊中阻，或移热肠中，耗伤津液，肠道失润，以致大便秘结。

可采用耳穴贴压、艾灸、穴位按摩、穴位贴敷、拔罐、刮痧、中药热熨敷等中医护理技术。

耳穴贴压：取穴脾、肾、直肠、大肠、便秘点，根据患者辨证分型加减穴位，如加耳尖、肾上腺、热点等（热秘者）；加肝、交感等（气秘者）；加肾、脾、小肠等（虚秘者）；加肾、肾上腺等（冷秘者）。

艾灸：虚秘者取穴大肠俞、天枢、支沟等，选用温和灸，距离皮肤3~5厘米，使局部有温热感而无灼痛为宜，一般每穴灸5~10分钟，每日1次。

穴位按摩：实秘者取穴中脘、天枢、大横、大肠俞、足三里、长强穴，推按法中脘、天枢、大横、大肠俞、足三里，再用指压法长强穴，最后顺时针按摩下腹部，每日1~3次，每次10~20分钟。

糖友腿脚麻凉，中医的干预方法有哪些

肢体发凉、麻木、疼痛是糖尿病周围神经病的常见症状。是由于消渴日久、伤阴、耗气、阴虚、津亏、液竭致血行迟缓，血脉瘀阻；气虚运血无力，瘀血阻络，气血不畅造成的。

可采用耳穴贴压、艾灸、中药泡洗、穴位按摩、中药熏蒸、中药离子导入等中医护理技术或辨证后根据不同症状采用对应药膳食补辅助排便。

中医护理技术

耳穴贴压：取穴内分泌、脾、腰骶椎、趾等。采用点压法或食指和拇指相对按压法，一般每日3~5次，每周换贴2~3次，每次用一侧耳穴，双耳交替运用。10次为1个疗程，休息10天，继续第二个疗程。

艾灸：采用温和灸，取穴地机、委中穴等。距离皮肤 3~5 厘米熏烤，使局部有温热感而无灼痛为宜，一般每穴灸 10~15 分钟，至皮肤红晕为度，每日 1 次，10~15 日为 1 个疗程。

中药泡洗：遵医嘱选用祛风通络、活血通脉的药物，严格控制水温及时间，避免烫伤，空腹及饭后 1 小时内不宜泡洗。

对症进行药膳食补

泻热通便：适用于因实热积滞、腑气不通所致的实证便秘，表现为大便干结、口干口臭、腹胀满等。选择性平、凉的食物，主食宜选择绿豆、糙米、大米、小米、黑米等，蔬菜宜选择甘蓝、油菜、白菜、菠菜、空心菜、西蓝花等，食疗方推荐明黄糕（无糖）等。

润肠通便：适用于因为病后、产后或年老体虚，阳气不足，大肠传导无力，或血虚津亏，大肠失于滋润所致的虚证便秘。表现为大便数日一行、临厕努挣、便后疲乏等。选择性温、平的食物，主食宜选择：绿豆、糙米、大米、小米、黑米等，蔬菜宜选择：香菇、番茄、木耳、甘蓝、油菜、白菜、菠菜、空心菜、柿子椒、西蓝花等，食疗方推荐黑豆芝麻汤、紫苏麻仁粥、五仁粥等。

行气通便：适用于津枯肠燥所致的便秘和单纯性便秘，表现为大便秘结、口干欲饮等。选择性温、平、凉的食物，主食宜选择糙米、玉米、小米、黑米、豌豆等，蔬菜宜选择冬菇、番茄、木耳、甘蓝、油菜、白菜、菠菜、空心菜、柿子椒、西蓝花等，食疗方推荐荸荠猪肚羹、菠菜粥。

帮助糖友止渴，改善口干的食物有哪些

糖友口干的原因有以下 2 个。

一是由于燥热伤肺，津液不能输布而直趋下行，使小便次数增多，且量大。肺不布津则口渴多饮。

二是胃主腐熟水谷，脾主运化，为胃行其津液，燥热伤及脾胃，胃火炽盛，则口渴多饮。

要根据症状，来选择食物。如果是上消（肺）者，宜食生津止渴、清热类食物，如黄瓜、苦瓜、梨等。中消（胃）者，宜食清胃泻火、养阴生津类食物，如马齿苋、山药等。

帮助去火、消肿的食物有哪些

食疗以中医理论为强大支托，通过辨证施膳的原则来调整人的机体；以全营养辨证施膳学等现代中医理论为指导思想，将适宜的食物及食疗方，用于辅助治疗、调理人的体质。下面推荐几种去火消肿的食疗方法。

清热解毒： 清热解毒的中医辨证施膳技术适用于火邪热毒所致的瘟疫、湿毒或疮疡痈毒等热深毒生之证，表现为口糜咽痛、疮疡痈等。可选择性平、凉、寒的食物，主食宜选择绿豆、糙米、黑米、玉米、地瓜等；蔬菜宜选择香菇、黑木耳、白菜、芹菜、苦瓜、胡萝卜等，蛋白类选黑豆、黄豆等；食疗方推荐绿豆汤、防疫清咽茶、橄榄萝卜饮、银翘甘草露、银花青叶饮等。

清肺（胃）泻火： 清肺（胃）泻火的中医辨证施膳技术适用于肺胃火热亢盛所致之证，表现为头痛、汗出、牙龈肿痛、口渴多饮等。可选择性平、凉、寒的食物，主食宜选择糙米、大米、玉米、燕麦等；蔬菜宜选择甘蓝、莲藕、空心菜、黄瓜等；食疗方推荐生石膏粥等。

利水渗湿：利水渗湿的中医辨证施膳技术适用于水湿内停所致的水肿、小便不利等症，表现为全身浮肿、腹胀、少尿等。可选择性平、温的食物，主食选宜选择大米、黑米、糯米、小米等；蔬菜宜选择海带、油菜、洋葱、冬瓜、银耳等，蛋白类选鲤鱼、鲢鱼、牛肉、黑豆、黄豆等；食疗方推荐鲤鱼汤、五苓粥、玉米须炖蚌肉等。

利水通淋：利水通淋的中医辨证施膳技术适用于湿热下注所致淋证，表现为尿频尿急、小便灼热、短赤涩痛或淋漓不畅等。可选择性平的食物，主食宜选择大米、玉米、黑米、地瓜、薏米等，蔬菜宜选择洋葱、冬瓜、紫菜、丝瓜、茼蒿、枇杷叶等，蛋白类选鲤鱼、文蛤、海蜇、牛肉、黄豆等；食疗方推荐鲤鱼汤、青小豆粥、鲜车前叶粥、荠菜鸡蛋汤。

哪些食物可以活血化瘀

血流畅通了，淤堵就疏通了；淤堵疏通了，五脏六腑、四肢百脉就"生生不息，生气勃勃"了。身体积聚的包块没了，疼痛的症状消失了，局部的青紫也好了。那么，哪些食物可助力活血化瘀呢？首选性平、温、凉的食物。

主食：大米、糙米、黑米、小米等。

蔬菜：香菜、香椿、木耳、扁豆、海带、油菜、胡萝卜等。

蛋白质类：猪肉、鸡肉、带鱼、虾、鹅蛋、黑豆、黄豆等。

食疗方：活血茶叶蛋、桃仁红花粥、三七炖鸡蛋等。

哪些食物可以降压、降脂

具有降血压作用的食物：芹菜、荠菜、马兰头、茼蒿、绿豆、玉米、葫芦、胡萝卜、荸荠、黄瓜、地瓜、菊花等。

辅助降血压的食物：富含钾的如蘑菇、香菇、莲子、海带、紫菜、干贝、菠菜、马铃薯、笋、黄豆等。富含钙的如大豆及豆制品、奶及奶制品、鱼、虾、蟹、核桃、芝麻、木耳等。

具有降血脂作用的食物：富含维生素 C 或膳食纤维的蔬菜。根据不同证型选用适当食物。

◆ 痰湿中阻者，宜食祛湿化痰健脾之品，如冬瓜、薏苡仁、海带等。

◆ 肝肾不足者，宜食滋补肝肾之品，如枸杞子等。

◆ 肝郁脾虚者，宜食补气健脾、和胃疏肝之品，如粳米、高粱等。

◆ 气滞血瘀者，宜食理气活血之品，如丹参、当归、川芎等。

中药煎制、服用的正确方法

制备汤剂，应根据药物的性质及病情特点采取适当的煎煮方法。反之，则会影响药效。

煎药器具：用有盖的陶瓷砂锅，不主张用锡、铁锅煎煮。因为有些药物用后会发生沉淀，降低溶解度，甚至引起化学变化，产生副作用。

煎药用水：除处方有特殊规定外，以水质纯净为原则，如自来水、长流水或蒸馏水等。用水量一般以漫过药物 3 厘米左右为宜。第二煎时，用水可酌量减少。

煎药用火：一般先武后文，即开始用武火（急火），沸后用文火（慢火）煎制的方法。

煎药方法：煎煮前，药物加漫过药面 3 厘米左右的冷水，浸泡半小时左右，利于煎出有效成分（急病时例外）。煮沸后改用文火（慢火），以免药液溢出及过快熬干。煎药时，不宜频频打开锅盖，减少挥发成分的外溢。补益药物，一般宜长时间小火煎煮。

不宜久煎的药物，应"后下"。如大黄久煎后，泻下之力会减弱；薄荷久煎后，发散作用会减弱等。芒硝亦当冲服。

服药方法（汤药）：服药方法正确与否，直接影响药效。

- ◆ 一般每天 1 剂，分头煎和二煎，分 2 次服，亦可根据病情需要采用分次持续服药，以维持药效。
- ◆ 病情紧急时，亦可采用 1 次顿服，速扶其正，以防虚脱。
- ◆ 病情严重时，亦可 1 日连服 2 剂，以增强效力。
- ◆ 一般采用温服，尤其是发汗解表药物。
- ◆ 服药后需要避风。如服桂枝汤后，须吃热稀粥以助药力。
- ◆ 如遇剧烈呕吐的患者，可采用冷服，或少量频服的方法。一般服药呕吐者，宜加入少许姜汁，或用鲜生姜擦舌，或嚼少量陈皮等方法。
- ◆ 除阴阳两虚的糖友宜温服，其他糖友均宜温凉服。服药期间忌辛辣、香燥之品，如烟、酒、葱、韭菜等。服药期间不宜过劳，避风寒，预防感冒。

服药时间：一般以饭前 2 小时或饭后 2 小时为宜。

- ◆ 滋补药、杀虫药宜空腹服，疗效较好。
- ◆ 病在下焦者（肾、膀胱等），宜饭前服药。
- ◆ 辛辣药、苦味药，对肠胃有刺激，或病在上焦者，饭后服药为宜。这样既能减少对胃的刺激，又能加强药效。

◆ 安眠药物，宜在临睡前服，也可根据病情需要，一天数服；有
的可以煎汤代茶，不拘时服。

更多糖尿病基础知识，扫描二维码观看视频

55检